Birgit Frohn

Die besten Rezepte

Volksheilkunde

Gesammeltes Heilwissen aus der Natur
Sanfte Medizin gegen alle Krankheiten

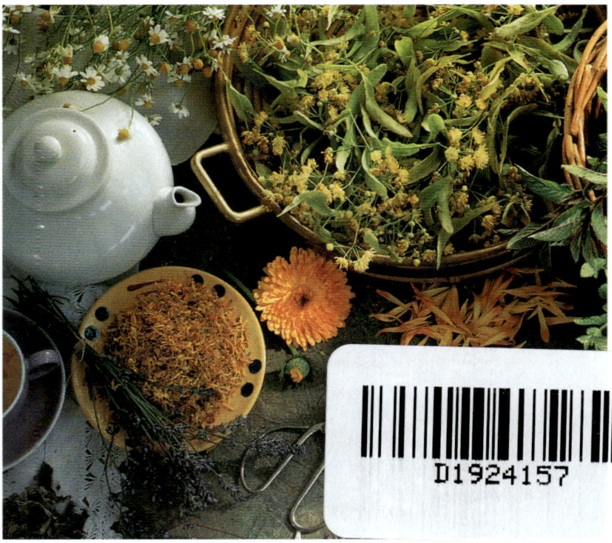

Südwest

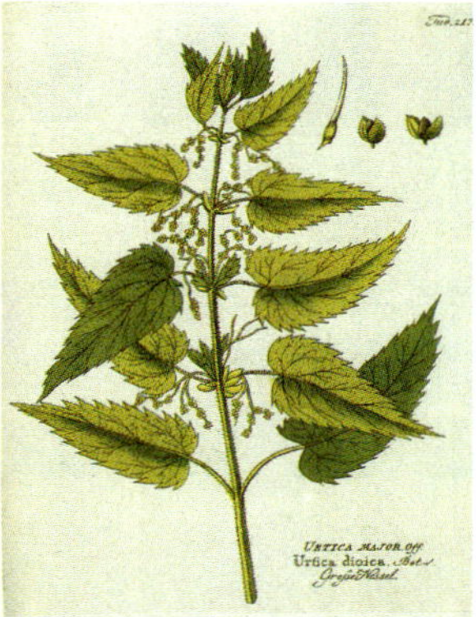

Ein Unkraut als Heilpflanze: Seit dem Altertum ist die Brennnessel als Arznei bekannt.

Inhalt

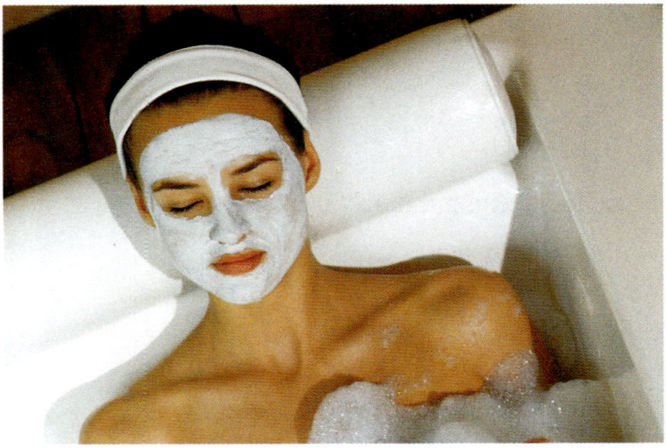

Pflege für Körper und Seele: Ein Vollbad entspannt und reinigt nicht nur, es kann auch gegen bestimmte Krankheiten eingesetzt werden.

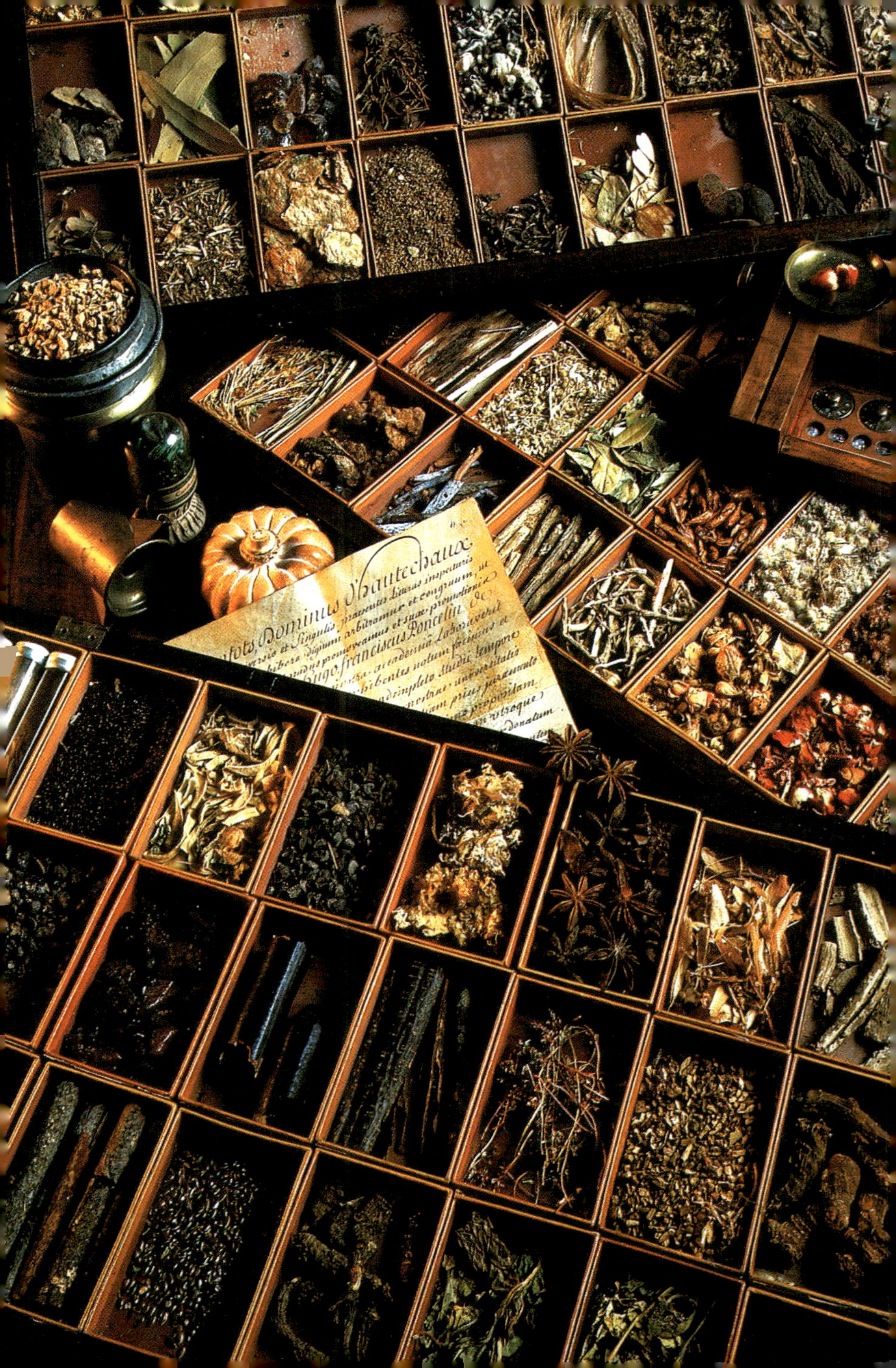

Dominus
et Singulis praesentes Literas inspecturis
dignum arbitramur et congruum, ut
promoveamus et suae promotioni
Hugo franciscus Poncelin de
Laboraverit
notum facimus et
studii tempore
universitatis
prius juramento
utraque

Pflanzen – die sanften Heiler aus der Natur

Es ist nahezu unglaublich, dass sich hinter manch unscheinbarem, zartem Pflänzchen eine umwerfende Heilkraft verbirgt. Die Kamille mit ihren vielfältigen Heilwirkungen ist wohl jedem ein Begriff. Daneben gibt es aber noch zahlreiche weitere, ebenso hilfreiche Kräutlein. Und in welcher Form sie gegen unterschiedlichste Beschwerden helfen, das haben unsere Vorfahren im Verlauf von Hunderten von Jahren erprobt, bestätigt und mündlich oder schriftlich weitergegeben.

Bewährtes Wissen aus dem Volk

Solange es Menschen gibt, gibt es auch Krankheiten. Daher war die Menschheit von Anfang an gezwungen, sich damit auseinander zu setzen und Heilungsmöglichkeiten zu finden. Nur waren diese Möglichkeiten in früheren Zeiten wesentlich begrenzter als heute. Sie beschränkten sich auf das, was man in der Natur vorfand: pflanzliche, mineralische und tierische Substanzen. Damit wurden die ersten Experimente und Heilversuche unternommen.

Wurde bei einem Mittel festgestellt, dass es Erfolg zeitigte, wurde es wieder verwendet. Ganz nach dem Prinzip: Was heilt, ist richtig! So bildete sich über die Jahrhunderte hinweg im Volk ein großer Erfahrungsschatz an Heilmitteln aus der Natur, der durch die zunehmende Mobilität der Menschen und durch Mundpropaganda zudem weite Verbreitung fand.

Die frühesten Arzneien waren solche Mittel, mit denen die Menschen tagtäglich in Kontakt kamen: pflanzliche Nahrung wie Obst oder Kräuter sowie Wasser und Sonnenlicht.

Der Beginn der medizinischen Forschung

Gleichzeitig begann man, sich wissenschaftlich mit der Heilung von Krankheiten zu beschäftigen. Frühe medizinische Schulen in Griechenland und im alten Rom zeugen davon. Hippokrates, der Vater der europäischen Medizin, erkannte bereits vor knapp 1600 Jahren die Gesetzmäßigkeiten von Erkrankungen und vermochte sogar – unter Berücksichtigung des Gesundheitszustandes und der Gesamtpersönlichkeit – Heilung vorherzusagen. Kräuterbücher bei den verschiedenen Völkern bezeugen darüber hinaus, dass früher bereits ein immenses Wissen über die Heilungskräfte der Pflanzen vorhanden war.

Immer mehr Menschen vertrauen auf natürliche Heilmethoden und die althergebrachte Volksmedizin, die auf dem Wissen und der Beobachtung unserer Vorfahren beruht. Beachten Sie jedoch, dass die Anwendung von Heilkräutern nicht den Gang zum Arzt ersetzt.

Eine Alternative zur Schulmedizin

Doch mit Beginn der Industrialisierung schien dies alles nichts mehr wert. Der Weg hin zu chemischen und synthetischen Präparaten wurde unbeirrbar eingeschlagen, man verschloss die Augen vor den althergebrachten Heilmethoden. Ungeachtet dessen, dass die starken chemischen Medikamente oftmals nur schnell die Symptome einer Krankheit unterdrücken, ohne sie tatsächlich langfristig zu heilen. Zudem zeigen die chemischen Präparate häufig unangenehme Nebenwirkungen und schwächen damit gleichzeitig den Körper. Deswegen werden wohl auch die schulmedizinischen Methoden heute mehr denn je hinterfragt. Vor diesem Hintergrund ist auch das wiedererstarkte Interesse an natürlichen Heilmethoden und althergebrachten, bewährten Heilmitteln zu sehen. Dieser Nachfrage will das vorliegende Buch gerecht werden. Sie werden genau erfahren, welche Heilmittel unsere Altvorderen bei der jeweiligen Beschwerde empfahlen. Dabei wird auf Kräuteranwen-

dungen wie Tees und Salben genauso eingegangen wie auf diverse Wasseranwendungen, Wickel, Sonnenbäder u. v. a. m. Denn: Das richtige Mittel zur richtigen Zeit ist erfolgreich und zeitigt keine Nebenwirkungen – richtige Anwendung vorausgesetzt!
Selbstverständlich führt bei bestimmten akuten und schweren Erkrankungen nach wie vor kein Weg an der Schulmedizin vorbei. Und sie soll hier auch nicht in Abrede gestellt werden. Dies Buch kann und will Ihnen nicht den Gang zum Arzt ersparen. Es kann Ihnen aber aufzeigen, dass es viele Beschwerden gibt, die die Volksmedizin genauso gut, vielleicht sogar besser und schonender heilen kann.

Die Natur bietet einen reichen Schatz an Heilpflanzen und -kräutern, die Beschwerden aller Art lindern können. Um jedoch die richtige Wirkung zu erzielen, sollten Sie die Anwendungsvorschriften unbedingt einhalten.

Entdecken Sie die Pflanzenwelt

»Alle Wiesen und Matten, alle Berge und Hügel sind Apotheken«. Diesem Ausspruch des Heilkundigen Paracelsus (1493–1541) kann man nur zustimmen. Tatsächlich sind in unberührter Natur noch zahlreiche heilkräftige Pflanzen vorzufinden. Dazu müssen wir nur einmal mit offenen Augen über Bergwiesen, durch sumpfige Weiden oder am Ufer von Bächen und Flüssen entlangspazieren und die Vegetation aufmerksam beobachten: Ein vielfältiger Mikrokosmos, ja eine eigene Kräuterwelt wird sich uns präsentieren.
Doch das Wissen um die Energien und Kräfte, die allem was grünt und blüht innewohnen, reicht über Paracelsus hinaus noch wesentlich weiter zurück. Liest man einmal in den uralten medizinischen Quellentexten, staunt man nicht schlecht, welch reicher Erfahrungsschatz sich im Lauf von Jahrhunderten menschlichen Forschens angesammelt hat.

Frühe Zeugnisse der Kräuterheilkunde

- Um 3000 v. Chr.: Das »Pen-Ts'ao« des Kaisers Shen Hung von China beschreibt 1000 Kräuter samt genauen Anweisungen zu Ernte und Gebrauch.

- 2100 v. Chr.: Die Tafel von Nippur, das älteste bekannte »Arzneibuch«, wird in sumerischer Keilschrift auf Ton verfasst; es enthält 15 Rezepte.

- 1550 v. Chr.: Der »Papyrus Ebers«, der berühmteste unter den ägyptischen Papyri, entsteht. Er beschreibt insgesamt 700 Arzneipflanzen und 900 Rezepte für Salben, Pflaster, Pillen und Augentropfen.

- 80 n. Chr.: Dioskurides legt mit der »De materia medica« ein Standardwerk vor, in dem u. a. 600 Pflanzenporträts samt ihrer Heilwirkungen beschrieben werden.

- 795 n. Chr.: Als erstes schriftliches Zeugnis einer wissenschaftlich betriebenen Klostermedizin gilt das »Lorscher Arzneibuch« eines anonymen Autors. Es befasst sich mit Erkenntnissen der Pflanzenheilkunde des Mittelalters.

- 800–900 n. Chr.: Karl der Große und Ludwig der Fromme, die beide die Mönche bei der Verbreitung der Heilpflanzen unterstützen, geben in ihrer Verordnung mit dem Titel »Capitulare de villis« Anweisungen zu Kräuteranbau und -aufbereitung.

- 1539: Das »New Kreutterbuch« des Lehrers Hieronymus Bock aus der Pfalz erscheint und bleibt bis ins 17. Jahrhundert hinein weit verbreitet.

- 1543: Das »New Kreutterbuch« des Arztes und Botanikers Leonhart Fuchs wird gedruckt. Solche Werke waren äußerst naturgetreu illustriert und versetzten den Leser in die Lage, die Pflanzen für die empfohlenen Arzneien selbst zu sammeln. Das Buch ist daher eine der ersten Anleitungen zur Selbstbehandlung.

- 1593: Das bis heute bedeutendste Arzneibuch der chinesischen Medizin erscheint. In der »Pents' ao kang mu« sind 1892 natürliche Heilmittel nach sachlichen Gesichtspunkten geordnet.

Pflanzen können heilen und schaden

Die Kräuterkundigen vergangener Tage wussten sehr genau, mit welchem Kraut sie eine bestimmte Beschwerde heilen konnten. Dabei ist der Umgang mit pflanzlicher Medizin keineswegs einfach. Sie enthält kräftige Wirkstoffe, die bei entsprechender Anwendung zwar besondere Heilerfolge erzielen können, bei falscher Anwendung aber – genau wie ihre chemischen Gegenüber – auch schädlich wirken können. Darüber hinaus gibt es giftige Heilpflanzen, die besonders gezielt und dosiert und nur unter fachlicher Anleitung eingesetzt werden dürfen. Da sie für die Selbstmedikation tabu sind, wird auf sie in den anschließenden Kräuterporträts natürlich nicht eingegangen.

Dass die langjährig erprobten und immer wieder bewährten Volksheilmittel sogar wissenschaftlich bestehen können, wird in zunehmendem Maße festgestellt. Mehr denn je bemüht man sich um die Wirkstoffanalyse von verschiedenen Heilpflanzen und kann dabei das althergebrachte Wissen unserer Urgroßmütter nur bestätigen.

Auch die wissenschaftliche Forschung beschäftigt sich inzwischen mit verschiedenen Heilpflanzen und natürlichen Behandlungsmethoden. Mit Hilfe moderner chemischer Analysen konnten die einzelnen Kräuter auf ihre Wirkung hin überprüft werden.

Die wichtigsten Wirkstoffe in Heilpflanzen

Heute kann man in den Pflanzen zahlreiche heilkräftige Wirkstoffe nachweisen. So enthalten sehr viele Pflanzen *Gerbstoffe*. Diese entziehen bei innerlichem Gebrauch Bakterien, die sich auf Schleimhäuten oder verletzten Hautpartien angesiedelt haben, den Nährboden. *Ätherische Öle*, also stark riechende, in Wasser schwer oder gar nicht lösliche Stoffe, wirken hingegen entzündungshemmend oder -lindernd, schleimlösend, desinfizierend, harntreibend und töten Bakterien ab. Die *Bitterstoffe* kommen in drei Arten vor: Die »Amara tonica« regen dabei die Magensäfte und die Speichelbildung, die

»Amara aromatica« die Verdauung an, »Amara acria« schließlich stärken den Kreislauf. Auch *Vitamine, Mineralstoffe* und *Spurenelemente* finden sich in den Heilpflanzen. *Saponine* ergeben mit Wasser eine schäumende Lösung, die schleimlösend, harntreibend oder als Brechmittel wirkt. Und *Schleimstoffe* schließlich schützen – wie der Name schon sagt – Schleimhäute und Wundoberflächen, wirken reizmildernd und abführend.

Die richtige Anwendung einer Heilpflanze ist nicht immer leicht. Um keine unerwünschten Nebenwirkungen hervorzurufen, sollten Sie sich im Zweifelsfall an einen Fachmann wenden.

Die Verwendung der Heilpflanzen

Man kann heute seinen Bedarf an Heilkräutern problemlos in Apotheken und Reformhäusern decken. Fast alle wichtigen Kräuter können dort gekauft werden. Natürlich ist es reizvoll, die Kräuter selbst zu sammeln und zu ziehen. Das ist jedoch eine Wissenschaft für sich, und daher beschränkt sich dieses Buch darauf, Ihnen die wichtigsten Anwendungsmöglichkeiten und -formen der Kräuter vorzustellen.

Manche Kräuter, in erster Linie Gewürzkräuter wie Basilikum, Dill, Fenchel, Knoblauch, Petersilie oder Thymian kann man ohne weitere Zubereitung frisch zum Salat verwenden. Meist ist es jedoch so, dass die Inhaltsstoffe der Pflanzen erst durch eine spezielle Zubereitung nutzbar gemacht werden können. Darüber hinaus entscheidet auch die jeweilige Beschwerde über die Zubereitung eines Heilkrauts. Manche Kräutermittel wie Teemischungen, Sirup, Tinkturen, Öle und Arzneiweine sind recht einfach zuzubereiten. Bei Kräutergeist, Pulver oder Salben wird es aber schon bedeutend schwieriger, und wenn Sie nicht zu Ihrem Apotheker in Konkurrenz treten wollen, überlassen Sie besser ihm die Zubereitung.

Zubereitungsformen

Die Kräutermedizin kennt viele Formen. Es gibt Tees, Tinkturen, Öle und vieles mehr. Einige Zubereitungen kann man selbst herstellen, andere gibt es zu kaufen.

Arzneiwein

Besonders Kräuter mit verdauungsfördernder Wirkung, und Heilpflanzen mit stärkender Wirkung auf Nerven und Kreislauf bereitet man wie folgt als Wein zu:
Bis zu 80 Gramm des zerkleinerten Heilkrauts in 1 Liter Weißwein ansetzen. Die Flasche gut verschließen, 8 Tage ziehen lassen und danach das Gemisch durch einen feinen Filter abseihen. Kühl und dunkel aufbewahren.

Wenn Sie sich die Kräuter für Ihre natürliche Hausapotheke selbst pflücken möchten, achten Sie unbedingt darauf, dass keine viel befahrene Straße in der Nähe ist. Die Pflanzen könnten sonst schadstoffbelastet sein.

Kräutersalbe

Salben wirken rasch schmerzlindernd und entzündungshemmend. Deswegen eignen sie sich auch sehr gut für Einreibungen und Auflagen bei wunder Haut, Furunkeln, aber auch bei Gicht und anderen rheumatischen Beschwerden. Die Herstellung ist jedoch so aufwändig, dass der Gang in die Apotheke oder Drogerie wirklich die bessere Alternative ist.

Heilkräuter für Arzneiweine

Arnika, Baldrian, Eisenkraut, Hopfenblüten, Johanniskraut, Kamille, Melisse, Rosmarin, Wermut

Heilkräuter für Öle

Dill, Johanniskraut, Knoblauch, Lavendel, Majoran, Rosmarin, Salbei, Thymian

Heilkräuter für Sirup

Eibisch, Pfefferminze, Süßholz, Zwiebeln

Öle

Mit Öl hergestellte pflanzliche Heilmittel werden in der Regel äußerlich für Einreibungen und Inhalationen eingesetzt. Wenn Sie die Mühe der eigenen Herstellung nicht scheuen, geht dies folgendermaßen:

3 Hand voll frische Pflanzenteile auf 1 Liter gutes Olivenöl geben und die Mixtur 2 Wochen in einer gut verschlossenen Flasche in der Sonne stehen lassen. Nochmals 3 Hand voll Pflanzenteile zugeben, einige Tage stehen lassen und das Öl dann durch einen feinen Filter abseihen. An einem kühlen und dunklen Ort können Sie es unbegrenzt aufbewahren.

Um Kindern die bittere Medizin zu versüßen, eignet sich Kräutersirup hervorragend. Seine Herstellung und Aufbewahrung ist übrigens besonders leicht.

Säfte

Kräutersäfte, wie man sie beispielsweise beim Saftfasten einnimmt, lohnen den Aufwand der Selbstherstellung nicht. Am besten kaufen Sie sie fertig im Reformhaus. Achten Sie jedoch darauf, dass sie keine Zusätze wie Konservierungsmittel oder Zucker enthalten.

Sirup

Der Sirup, der wegen seines ansprechenden Geschmacks besonders bei Kindern beliebt ist, ist relativ problemlos zuzubereiten:

Aus 180 Gramm Zucker oder Honig und 100 Milliliter Wasser eine dickflüssige Lösung herstellen und mit wässrigen oder alkoholischen Kräuterzubereitungen mischen. Wegen des Zuckergehalts ist der Sirup kühl gelagert lange haltbar.

Tees und Teemischungen

Diese einfachste und am weitesten verbreitete Anwendungsform von Heilkräutern verwendet man innerlich warm gegen verschiedenste Beschwerden und beispielsweise bei Fastenkuren, äußerlich kalt – als Mundspü-

Heilkräuter für Tees

Arnika, Baldrian, Bibernelle, Bockshornklee, Frauenmantel, Hagebutte, Heidelbeere, Holunderblüten, Huflattich, Kamille, Königskerze, Kalmuswurzel, Lavendel, Lindenblüten, Melisse, Pfefferminze, Salbei, Schachtelhalm, Schafgarbe, Tausendgüldenkraut, Thymian, Veilchen, Wermut

lung, Waschung, für Umschläge, Bäder und Inhalationen. Man unterscheidet zwei Arten der Zubereitung.

Abkochung

Vor allem für Rinden- und Wurzeldrogen, deren Wirkstoffe erst bei längerer Erhitzung ins Wasser übergehen, ist das die geeignete Zubereitungsart.

Die festen Bestandteile der Pflanze in das kalte Wasser legen, zum Kochen bringen und bis zu 8 Minuten darin lassen. Von der Kochstelle nehmen und Blüten und Blätter hinzufügen. Nach 4 bis 8 Minuten die Wurzeln herausnehmen. Den Rest 10 Minuten ziehen lassen, die Mischung abseihen.

Aufguss

Diese Zubereitungsart wird hauptsächlich für Blüten und Blätter angewendet, die ätherische Öle enthalten. Sie dürfen selbst nicht kochen, damit die wertvollen Inhaltsstoffe nicht verloren gehen.

1/4 Liter kochendes Wasser über die getrockneten Teile gießen, 10 Minuten ziehen lassen. Den Tee abseihen.

Tinkturen und Tropfen

Diese alkoholischen Zubereitungen sind in der Regel wirksamer als Tees, da die Inhaltsstoffe der Kräuter in dieser Form ganz konzentriert sind. Meist werden sie

Auch wenn Sie besonderen Geschmack an einem bestimmten Kräutertee gefunden haben: Nach zwei bis drei Wochen sollten Sie zu einer anderen Heilpflanze überwechseln. Die Schatzkammer der Natur bietet Ihnen schließlich genügend Auswahl.

tröpfchenweise, in seltenen Ausnahmefällen unverdünnt verabreicht.

200 Gramm der frisch zerkleinerten Pflanzen in 1 Liter 70-prozentigem Alkohol ansetzen. In einer verschlossenen Flasche an einem dunklen Platz abstellen, täglich gut schütteln.

Die kräftige Stimme des berühmten Pfarrers Kneipp soll angeblich das Ergebnis seines täglichen Gurgelns mit Arnikatee gewesen sein. Abgesehen davon, bietet die vielseitige Pflanze Hilfe bei einer Reihe von Beschwerden und Erkrankungen.

Das Abc der Heilpflanzen

Auf den folgenden Seiten finden Sie die wichtigsten Kräuter für die Selbstanwendung. Dabei wird erklärt, in welcher Zubereitungsform, also Teeabkochung, Tinktur usw. sie äußerlich oder innerlich gegen die jeweiligen Beschwerden anzuwenden sind.

Arnika *(Arnica montana)*

Aufgrund ihrer entzündungshemmenden, blutdrucksenkenden und desinfizierenden Wirkung ist die Arnika mit ihrer großen, orangegelben Blüte eine der vielseitigsten Heilpflanzen überhaupt. Obwohl den Arnikablüten auch kreislaufanregende Wirkungen zugeschrieben werden können, steht dennoch ihre äußerliche Anwendung im Vordergrund. Sie kann bei Verletzungen rasch die Schmerzen lindern und ist darüber hinaus das Wundheilmittel par excellence.

Heilwirkung

Teeaufguss: Herz-Kreislauf-Schwäche
Auflagen, Wickel oder Öl: Muskelzerrung, Quetschung, Prellung, rheumatische Beschwerden

Baldrian *(Valeriana officinalis)*

Während der Duft dieser rötlich weiß blühenden Staude keineswegs beruhigend wirkt, tun es seine Inhaltsstoffe

umso mehr. Allerdings wiegen sie nur Menschen in den Schlaf, Katzen hingegen werden in Erregungszustände versetzt.
Der Baldrian gehört mit zu den am besten erforschten Heilmitteln und gilt als pflanzlicher Vorläufer der chemischen Beruhigungsmittel. Verwendung finden die bitterscharfen Wurzeln der zweijährigen Pflanze.

Heilwirkung

Tinktur oder Teeabkochung: überreizte Nerven, seelische Beschwerden, Herzneurosen, Hysterie, nervöse Schlaflosigkeit, nervöse Magen- und Darmbeschwerden

Das aromatische Basilikum oder Basilienkraut ist besonders für seine raffinierten Anwendungsmöglichkeiten in der Küche bekannt. Es kann jedoch auch einiges für Ihre Gesundheit tun.

Basilikum *(Ocimum basilicum)*

Dieser Lippenblütler ist eine der beliebtesten Heilpflanzen. Sie können sie sogar selbst im Garten oder auf dem Fensterbrett anpflanzen. Im Sommer leuchten zwischen den eiförmigen Blättern kleine, weißrosa bis tiefrote Blüten hervor. Die wohlriechenden Blätter geben nicht nur zahlreichen Küchengerichten eine besondere Note, vielmehr wirken sich die ätherischen Öle und Gerbstoffe des Basilikums auch günstig auf die Verdauung aus. Zudem zeigen sie bei nervlich bedingten Beschwerden eine ausgleichende Wirkung.

Heilwirkung

Ganze Blätter: Magen- und Darmbeschwerden, Blähungen, Verstopfung, Fieber, Bronchitis, Grippe, Schlaflosigkeit

Beifuß *(Artemisia vulgaris)*

Im Mittelalter wurden ihm noch Zauberkräfte zugeschrieben, doch bald hatte sich der Beifuß mit seinen oft rötlichen Stängeln und weißlich filzigen Blättern auch einen Namen als Heil- und Gewürzpflanze gemacht. Wurzeln, Kraut und Blütenknospen enthalten nämlich verdauungs- und appetitfördernde Wirkstoffe. Dies nutzt nicht nur die Heilkunde, auch in der Küche wird der bittere Beifuß als Gewürz, das fette Speisen verdaulicher macht, eingesetzt. Seine körperreinigende und die Verdauungssäfte fördernde Wirkung entfaltet der »kleine Bruder« des Wermuts am besten als Tee.

Beifuß wächst als »Unkraut« an Straßenrändern und auf Brachland. Abseits der Straßen können Sie ihn problemlos selbst sammeln.

Heilwirkung

Teeaufguss oder -abkochung: Magen-Darm-Beschwerden, Stein-und Blasenleiden, Übelkeit, unklare Schwächezustände

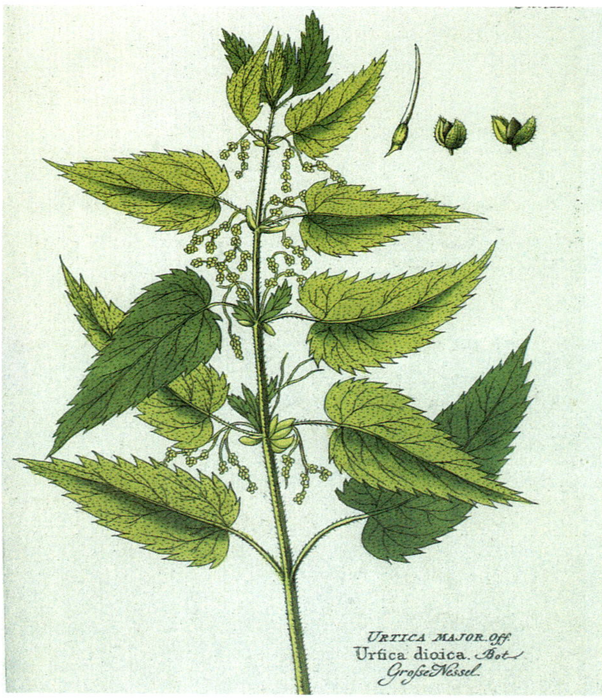

Die robuste Brennnessel ist schon seit dem Altertum als hochwirksame Heilpflanze bekannt. Heute erlebt sie eine Renaissance im Arzneischrank und in der Küche.

Birke *(Betula pendula Roth)*

Die zarten herzförmigen Blätter der Birke sind aufgrund ihrer harntreibenden Wirkung besonders als blutreinigende Frühjahrskur und für Gichtpatienten empfohlen. In der Volksheilkunde wird darüber hinaus der aus der Rinde gewonnene Tees zur Linderung von Magenkoliken und Abszessen verwendet. Der Blättertee eignet sich auch als Waschung bei Hautleiden.

Blätter, Rinde und der Saft der Birke werden im Rahmen der althergebrachten Volksmedizin genutzt. Besonders empfehlenswert ist ihre Anwendung bei Harnwegserkrankungen.

Heilwirkung

Teeaufguss innerlich: Harnwegserkrankungen, Blasenentzündung, erhöhter Harnsäurespiegel, frühjährliche Reinigungskur
Teeaufguss und Saft äußerlich: chronische Hautleiden, Haarausfall

Brennnessel *(Urtica dioica)*

Als Unkraut verschrien, als Heilpflanze ganz groß: Gerade das in den Brennhaaren sitzende Nesselgift führt zu heilsamen Hautreizungen und zur Mehrdurchblutung. Innerlich wirkt die Brennnessel blutreinigend, harntreibend, entwässernd und bei Prostatabeschwerden unterstützend. In der Küche wird sie als feine Salatzutat geschätzt. Für Heilzwecke wird die höher wachsende Art der Brennnessel mit graugrünlichen Blättern verwendet, die nicht so stark brennen.

Sicherlich haben auch Sie schon einmal die schmerzhafte Bekanntschaft mit dem Gift der Brennnessel gemacht, das jedoch verantwortlich für die Heilkraft dieser Pflanze ist.

Heilwirkung

Teeaufguss aus Kraut und Blättern innerlich: Harnwegserkrankungen, rheumatische Beschwerden, Gicht, Prostatabeschwerden, Entschlackungskuren
Teeaufguss äußerlich: Hautunreinheiten, Haarpflege

Eibisch *(Althaea officinalis)*

Der vielseitige Eibisch lässt sich hervorragend selbst anpflanzen. So können Sie sich einen Vorrat an dem wirksamen Wundheilmittel sichern.

Aufgrund seines hohen Schleimstoffgehalts ist der Eibisch, der von Mönchen über die Alpen gebracht wurde, ein ideales Wundheilmittel. Der Pflanzenschleim legt sich dabei wie eine Schutzschicht über die wunden Stellen und lässt sie schneller abheilen. Daher eignen sich Kräutermittel mit Eibisch sowohl äußerlich angewendet für Entzündungen in der Mundhöhle und diverse Hautentzündungen sowie innerlich bei Magen- und Darmstörungen.

Heilwirkung

Teeabkochung aus Wurzeln: Husten, Bronchitis, Heiserkeit, Magen- und Darmstörungen
Gurgelwasser: Entzündungen der Mundschleimhaut
Auflage: Furunkel, Wunden

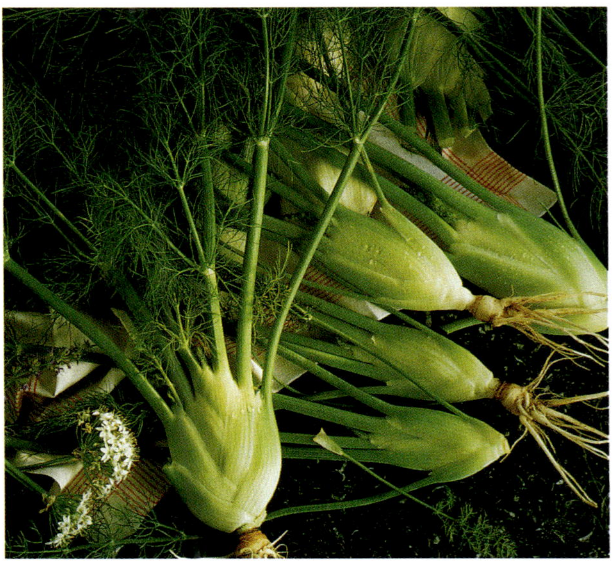

Jede Mutter kennt und schätzt die Wirkung des Fenchels – vor allem als Mittel gegen Blähungen.

Eiche *(Quercus robur)*

In vielen Sagen und Mythen als »König der Bäume« betitelt, ist die Eiche das Sinnbild für Macht und Herrschaft. Die Eicheln des bis zu 50 Meter hohen Baums wurden in Notzeiten gar als Kaffeeersatz hergenommen. Aufgrund ihres hohen Gerbstoffgehalts wird die Rinde der Stein- oder Sommereiche vor allem bei Beschwerden im Verdauungstrakt und bei Hämorrhoiden eingesetzt, äußerlich aber auch um Entzündungen zu lindern und Blutungen zu stillen.

Heilwirkung

Abkochung der Rinde: Magen-Darm-Beschwerden, Durchfall, Hämorrhoiden
Auflage und Waschung: Ekzeme, Geschwüre, Frostbeulen, Wunden, Verbrennungen
Gurgelwasser: Entzündungen der Mundschleimhaut und des Rachens
Badezusatz: Schweißfüße

Wenn Sie sich Ihre Sammlung an Heilkräutern selbst pflücken möchten, ist besonders bei Fenchel erhöhte Vorsicht geboten. Denn zur Familie dieser Pflanze gehören viele giftige Arten.

Fenchel *(Foeniculum vulgare)*

»Dem Fieber und dem Gicht/kann der Fenchel widerstehn./ Er macht den Magen rein,/ und dient recht hell zu sein.« Dieser alte deutsche Vers sagt bereits recht viel über die besondere Heilkraft des Fenchels aus. Bleibt nur noch seine schleimlösende und auswurffördernde Wirkung bei Atemwegserkrankungen und seine beruhigende Wirkung auf kleine Kinder zu erwähnen.

Heilwirkung

Ganze Früchte und Teeaufguss aus den Samen: Husten, Asthma, Nervosität, Magenverstimmung, Blähungen
Auflage: Hautauschläge

Frauenmantel *(Alchemilla vulgaris)*

Den Beinamen »Frauenhilf« hat diese Staude mit den unscheinbaren, gelbgrünlichen Blüten tatsächlich nicht umsonst. In der Volksmedizin ist der Blättertee ein beliebtes Mittel bei verschiedensten Frauenleiden wie starker Regelblutung oder Wechseljahrebeschwerden. Die Gerbstoffe im Frauenmantel helfen zudem bei Ausfluss, Schleimhautentzündungen sowie bei Beschwerden im Verdauungstrakt.

Viele Frauen leiden unter einer zu starken Monatsblutung, die oft mit schmerzhaften Krämpfen verbunden ist und zu einem Eisenmangel führen kann. Hier kann ein Kräutertee mit Frauenmantel sehr wohl tuend wirken.

Heilwirkung

Teeaufguss: Starke Menstruation, Wechseljahrebeschwerden, Hautunreinheiten, Ausfluss, Durchfall

Goldrute *(Solidago virgaurea)*

Wenn der Sommer zu Ende geht, dann erscheinen die goldgelben Blütenköpfe dieses Korbblütlers in voller Pracht. Seit dem Mittelalter preist man die Goldrute als Blasen- und Nierenmittel, und auch der Reformator Martin Luther soll so manches »Zipperlein« damit kuriert haben.

Heute überzeugt die Goldrute – idealerweise nur die oberen Teile der blühenden Pflanze mit Trieben, Blüten und Blättern – durch ihre harntreibende, den Stoffwechsel anregende und entzündungshemmende Wirkung. Das macht sie vor allem für Gichtpatienten interessant.

Heilwirkung

Teeaufguss: Nierenleiden, Blasenentzündung, Gicht, rheumatische Beschwerden

Gurgelwasser: Hals-Rachen-Katarrh

Aufguss äußerlich: verschiedene Hautbeschwerden, Wunden

Huflattich *(Tussilago farfara)*

Den hufeisenförmigen Blättern verdankt diese Heilpflanze mit den filzig-schuppigen Stängeln ihren Namen. Und genau sie werden auch – in erster Linie aufgrund ihres hohen Schleimstoffgehalts – medizinisch genutzt. Der Tee aus Blättern und auch aus den Blüten ist besonders hilfreich bei Lungenleiden und Verschleimung der Brust. Mit Honig vermischt wird er äußerlich auch bei entzündeten Wunden oder Hautauschlägen – oder wie bereits von Pfarrer Kneipp bei Fußgeschwüren – eingesetzt. Beachten Sie bitte, dass Sie die schleimstoffreichen Blätter möglichst nicht waschen und auch von einem Dauergebrauch des Huflattichtees absehen sollten (nicht länger als sechs Wochen pro Jahr).

Um sich bei Husten eine erholsame Nacht zu ermöglichen, trinken Sie eine Tasse Huflattichtee vor dem Schlafengehen. Verschleimte Atemwege können so erfolgreich behandelt werden.

Heilwirkung

Abkochung aus Blättern: Husten, Bronchitis
Gurgelwasser: Heiserkeit, Rachenkatarrh
Auflagen: Fußgeschwüre, Wunden, Entzündungen

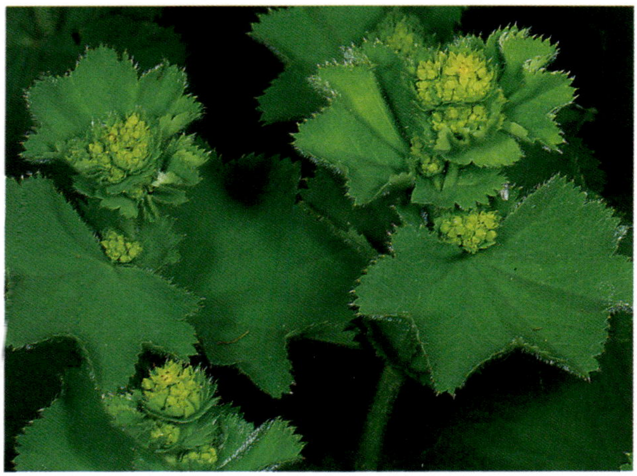

Gelbgrünlich blüht der Frauenmantel im Hochsommer an feuchten und schattigen Plätzen.

Isländisch Moos *(Cetraria islandica)*

Dieses interessante Mischgewächs aus Alge und Pilz wurde – daher auch der Name – erstmalig in Island zu Heilzwecken eingesetzt. Es wirkt entzündungshemmend, reizlindernd und antibiotisch und ist damit ein hervorragendes Heilmittel bei Atemwegserkrankungen. Auch bei Jugendakne findet sie als Tee Verwendung. Die Bitterstoffe dieser Flechte regen darüber hinaus den Appetit an und aktivieren die Verdauung.

Johanniskraut kann gegen Nervosität und depressive Verstimmungen wirken, wenn es über einen längeren Zeitraum hinweg eingenommen wird. Menschen mit lichtempfindlicher Haut sollten allerdings während der Behandlungsdauer die Sonne meiden.

Heilwirkung

Teeaufguss: Husten, Keuchhusten, Bronchitis, Appetitmangel, Magen-Darm-Beschwerden

Johanniskraut *(Hypericum perforatum)*

Paracelsus' Lieblingspflanze erkennt man an den Blättern, die – wenn man sie gegen das Licht hält – viele kleine Stiche aufweisen. Aus den oberen Blattachseln sprießen von Juli bis September goldgelbe Blüten. Nach altem Brauch werden am 24. Juni, dem Johannistag, in manchen Gegenden Johanniskrautsträuße als Schutz vor Krankheit und Not in den Wohnstuben aufgehängt. Die Wirkungen des Johanniskrauts sind vielseitig: Äußerlich als Öl ist es ein gutes Heilmittel bei Muskelschmerzen, innerlich als Tee wirkt es gallentreibend, stimmungsaufhellend und beruhigend.

Heilwirkung

Öl: Einreibung bei Gelenkschmerzen, Gicht, Hexenschuss, Verstauchung, Brandwunden, zur Hautpflege
Tropfen, in leichten Fällen Teeaufguss: Menstruationsbeschwerden, Kopfschmerzen, depressive Verstimmungen, Schlafstörungen, Gereiztheit

Kalmus *(Acorus calamus)*

Kaum zu glauben: Im Altertum galt diese Sumpfpflanze als kostbare Opfergabe für die Götter. Die Volksmedizin verwendete die heilkräftigen Wurzeln aber damals wie heute bei ganz profanen Beschwerden im Verdauungstrakt und als anregendes und stärkendes Mittel. Von einer Dauereinnahme ist grundsätzlich, besonders aber während einer Schwangerschaft abzuraten.

Viele Heilkräuter sind in der Kosmetik hervorragend anwendbar. So ist Kalmustee, als Haarwasser verwendet, ein wirksames Mittel gegen Kopfschuppen.

Heilwirkung

Abkochung der Wurzel: Magenkatarrh, Appetitlosigkeit
Badezusatz: Erschöpfungszustand, Rekonvaleszenz
Tee äußerlich: Hautausschläge, Kopfschuppen

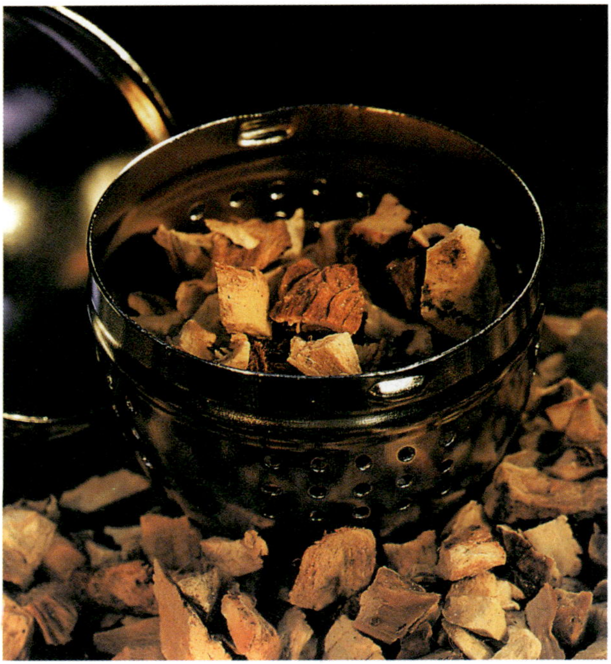

Der Kalmus wächst wild in der Nähe von Gewässern, wird aber auch in Gärtnereien angebaut.

Kamille *(Matricaria chamomilla L.)*

Besonders aufgrund ihrer entzündungshemmenden Eigenschaften ist die Kamille seit Jahrhunderten als wirksame Heilpflanze bekannt. Charakteristisch ist der aromatische Duft dieses vielseitigen Krauts.

Unsere älteste und wohl bekannteste Heilpflanze ist eine kleine, zarte Blume mit goldgelbem, von weißen Blütenblättern umringten Blütenkopf, der den bekannten, typischen Geruch verbreitet. Ihr ätherisches Öl wirkt entzündungshemmend, wundheilend, krampflösend, schweiß- und blähungstreibend, beruhigend und schmerzlindernd. Ebenso vielseitig gestalten sich dann auch die Einsatzmöglichkeiten dieses pflanzlichen Alleskönners.

Heilwirkung

Teeaufguss: Verdauungsbeschwerden, Magengeschwüre, Menstruationsbeschwerden
Inhalation: Schnupfen, Nebenhöhlenentzündung
Gurgelwasser: Entzündungen in Mund und Rachen
Wickel und Auflage: Hautentzündungen, Geschwüre, Wunden
Sitzbad: Hämorrhoiden

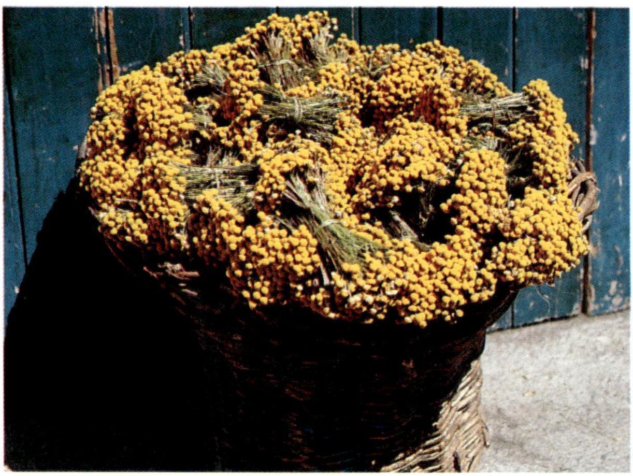

Von Mai bis August kann man die Kamille ernten und zum Trocknen auslegen.

Knoblauch *(Allium sativum)*

Bereits bei den Sumerern, Ägyptern und Griechen wurde das Liliengewächs mit den kugeligen Zwiebeln, die aus mehreren Zehen bestehen, eingesetzt. Es diente vor allem als allgemeines Kräftigungs- und Arzneimittel. In der Volksmedizin wird der Knoblauch heute bei Arteriosklerose, zu hohem oder zu niedrigem Blutdruck geschätzt und gilt als Alterserscheinungen vorbeugende Arznei. Vor allem in der Küche wird er genutzt: In der richtigen Dosierung ist er für jeden Feinschmecker eine unerlässliche Zutat.

Ob Knoblauch tatsächlich ein wirksamer Schutz gegen Vampire ist, sei dahingestellt. Nachgewiesen ist jedoch die blutdruckregulierende Wirkung dieser auch in der Küche sehr geschätzten Zwiebel.

Heilwirkung

Zehe: Magen-Darm-Störungen, Arteriosklerose, Schlafstörungen, Blutdruckstörungen, Schwächezustände
Saft: Keuchhusten, Bronchitis

Lavendel *(Lavandula angustifolia)*

Wer denkt bei diesem Namen nicht sofort an scheinbar endlose, violette Blütenmeere, die die Landschaft der Südprovence nachhaltig prägen? Weniger bekannt ist, dass der Lavendel bereits seit der Antike als beliebter Duftspender mit beruhigender Wirkung gilt.
Gemeinsam mit Hopfen füllten unsere Großmütter ihre Schlaf bringenden Kräuterkissen mit Lavendel. Und wer einen zu niedrigen Blutdruck hat, weiß ein erfrischendes Lavendelbad zu schätzen. Schließlich erweist sich der Tee als ausgesprochen hilfreich bei Störungen im Verdauungstrakt.

Heilwirkung

Teeaufguss: Magen-Darm-Störungen, Durchfall
Badezusatz: niedriger Blutdruck

Meerrettich *(Armoracia rusticana)*

Um Krankheiten aller Art vorzubeugen, ist es wichtig, die Abwehrkräfte zu stärken. Meerrettich, z. B. als Gewürz verwendet, kann einiges dazu beitragen, das Wohlbefinden zu steigern und das Immunsystem zu unterstützen.

Obwohl einem wegen ihrer Schärfe manchmal schon die Tränen in die Augen schießen können, ist diese Wurzelstange dennoch ein beliebtes Gewürz. Und ein gesundes noch dazu: Meerrettich ist besonders Vitamin-C-reich und damit für die Abwehrkraft wichtig. Sein antibakteriell wirkendes Senföl lindert Husten, während seine harntreibende Wirkung schließlich Patienten mit Blasen- und Nierenleiden zugute kommt. Breiumschläge aus Meerrettich können Schmerzen vor allem im Kopfbereich lindern.

Heilwirkung

Saft oder frisch geraspelt: Husten, Verstopfung, Wasseransammlungen (Ödeme)
Breiumschläge: Zahn- und Kopfschmerzen, Nervenentzündungen, Insektenstiche, rheumatische Erkrankungen

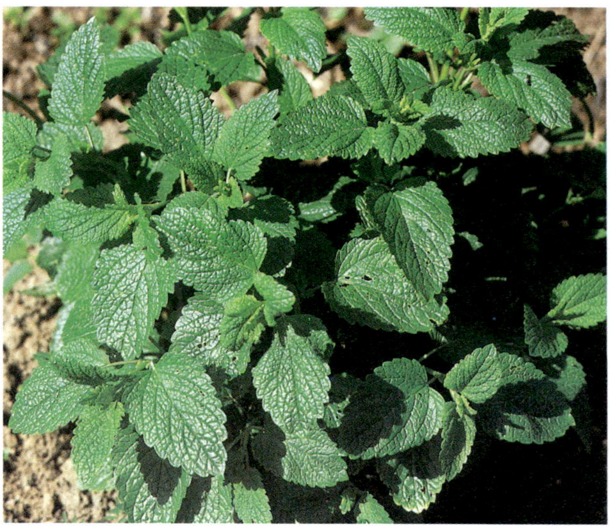

Nicht nur als Heilmittel geschätzt: Auch in der Küche ist die Minze als erfrischende Beigabe beliebt.

Melisse *(Melissa officinalis)*

Diese Gewürz- und Heilpflanze ist die Namenspatronin des berühmten Melissengeistes. Das ätherische Öl ist der wichtigste Inhaltsstoff der Melisse und befindet sich an der Oberfläche der Blätter. Diese zeigen eine leicht beruhigende und entkrampfende Wirkung. Gleichzeitig ist die Melisse ein Mittel gegen körperliche und geistige Erschöpfungszustände.

Heilwirkung

Teeaufguss oder Alkoholauszüge: Nervosität, Schlafstörungen, Kopfschmerzen, Magen-Darm-Beschwerden, Menstruationsbeschwerden, Erschöpfung
Badezusatz oder Alkoholauszüge äußerlich: Bluterguss, Quetschung, rheumatische Erkrankungen

Pfefferminze *(Mentha piperita)*

Wohl jedes Kind wird sofort den markanten Geruch der Pfefferminze wiedererkennen. Denn bei Magen- und Darmbeschwerden oder Übelkeit greift jede Mutter zunächst zum Pfefferminztee. Auch bei starken Periodenschmerzen zeigt der Tee dieser Heil- und Gewürzpflanze eine krampflösende Wirkung. Ihre Heilkraft geht weitgehend auf das ätherische Öl mit dem darin enthaltenen Menthol zurück. Es eignet sich besonders als Zusatz für Inhalationen bei Husten und Schnupfen.

Die ätherischen Öle der Pfefferminze sind verantwortlich für das charakteristische, frische Aroma der Pflanze. Beliebt ist besonders der duftende Pfefferminztee, der gegen vielerlei Beschwerden ein wirksames Hausmittel darstellt.

Heilwirkung

Teeaufguss aus Blättern: Blähungen, Übelkeit, Magen-Darm-Beschwerden, Menstruationsbeschwerden
Öl zur Einreibung: Kopfschmerzen, rheumatische Erkrankungen
Inhalation: Husten, Schnupfen

Ringelblume *(Calendula officinalis)*

Hilfreich bei wunder und rissiger Haut ist Ringelblumensalbe. Wem die Eigenherstellung zu aufwändig ist, der kann sie auch fertig gemischt in der Apotheke kaufen. Verlangen Sie am besten eine nach dem kneippschen Rezept hergestellte Salbe.

Eine Ringelblume im Garten war für den Bauern früher die zuverlässigste Wettervorhersage: Waren die Blüten beim Aufstehen schon geöffnet, blieb es den ganzen Tag schön. Selbstverständlich stellten die hübschen, leuchtend gelben Blüten dieses Korbblütlers auch eine besondere Gartenzierde dar. Die Volksmedizin hingegen schätzt die Ringelblume, genauer gesagt die Salbe, in erster Linie als Wundmittel. Die so genannte Ringelblumensalbe wirkt zudem als Einreibung bei Gelenk- und Muskelschmerzen. Innerlich eingenommen zeigt der Tee eine krampfstillende und schweißtreibende Wirkung. Auf jeden Fall gehört die Ringelblume zur Grundausstattung jeder Hausapotheke.

Heilwirkung

Teeaufguss: Leber-Gallenblasen-Beschwerden
Öl und Salbe zur Einreibung: Wunden, Geschwüre, Sonnenbrand, Verbrennung
Salbe: Bauchschmerzen, Gelenkschmerzen, Muskelkater

Salbei *(Salvia officinalis)*

In der Antike wurde der Salbei als Zauber- und Liebesmittel verehrt. Heute konzentriert man sich mehr auf seine heilkräftige Wirkung, zumal man um den hohen Gehalt an Gerb- und Bitterstoffen, Flavonoiden und ätherischen Ölen weiß. Deshalb gelten die Blätter dieses dekorativen, stark riechenden Lippenblütlers als sicheres Heilmittel bei Entzündungen im Verdauungstrakt und der Atemwege.
Äußerlich lässt der Tee ebenfalls Entzündungen, aber auch Insektenstiche rascher abklingen. Neben Walnuss-

blättern werden auch Salbeiblätter zur Einschränkung der Milchabsonderung beim Abstillen empfohlen.

Heilwirkung

Teeaufguss: Nervosität, Magen-Darm-Beschwerden, Atemwegserkrankungen, krankhaftes Schwitzen
Auflage: Hautentzündungen, Insektenstiche
Gurgelwasser: Entzündungen im Mundbereich

Schafgarbe *(Achillea millefolium)*

Genau wie die Kamille enthält die Schafgarbe ein besonderes, entzündungshemmendes und schleimhautberuhigendes Öl: das Chamazulen. Auflagen und Bäder mit Schafgarbenzusatz sind daher bei Entzündungen vielerlei Art das Mittel der Wahl. Darüber hinaus wirkt die beliebte Heilpflanze mit den hellgrünen Blättern und den weißen Blüten generell entkrampfend und wird – auch wegen ihres ätherischen Öls und ihrer Bitterstoffe – gerne als Magenmittel verabreicht.

Die Schafgarbe lässt sich besonders vielfältig anwenden. Bei einer Kur mit Schafgarbentee sollten Sie allerdings nach zwei Wochen für einige Zeit zu einem anderen Kräutertee überwechseln.

Heilwirkung

Teeaufguss: Magen-Darm-Beschwerden, Menstruationsstörungen, Gallenblasenbeschwerden, Frühjahrskur
Auflage, Waschung: Wunden, Hautentzündungen

Senf *(Brassica nigra)*

Bereits seit über 2000 Jahren wird der Senf als Heil- und Gewürzpflanze kultiviert. Der uns bekannte Senf wird aus den Rückständen der Samen gewonnen. Er regt die Verdauung und den Appetit an, entlastet den Kreislauf und kann zurecht als eines der gesündesten Würzmittel bezeichnet werden. Medizinische Verwendung findet das ätherische Öl, das aus den gemahlenen Samen des schwarzen Senfs gewonnen wird.

Heilwirkung

Senfkörner und Mostrich zu Speisen: Appetitlosigkeit, Blähungen, Verstopfung, Völlegefühl
Bäder, Packungen: Hexenschuss, rheumatische Beschwerden, Gicht, Ischiasbeschwerden, Bronchitis

Thymian *(Thymus vulgaris)*

Bei Atemwegserkrankungen, die mit Husten einhergehen, hat sich Thymiantee bewährt. Erkältungsbeschwerden lassen sich mit Tee lindern, der mit etwas Honig gesüßt wird.

Die wichtigsten Inhaltsstoffe dieser stark duftenden, rosa, violett oder purpur blühenden Heil- und Gewürzpflanze sind ätherische Öle, Gerbstoff und Thymol. Letzteres ist besonders wirksam gegen schädliche Darmbakterien. Thymian ist auch ein beliebtes Heilmittel bei Erkankungen der oberen Atemwege. Das rührt daher, dass die Wirkstoffe über die Lunge ausgeschieden werden und dort ihre heilende Wirkung voll entfalten können.

Heilwirkung

Aufguss: Magen-Darm-Beschwerden, krampfartige Menstruationsbeschwerden, Durchfall, Blasenentzündung, Erkrankungen der Atemwege, Keuchhusten
Abkochung, Öl für Auflagen: Hautentzündungen

Wermut *(Artemisia absinthium)*

Früher als Heil- und Zauberkraut hoch verehrt, schlug im 18. Jahrhundert die Geburtstunde des »grünen Gifts«, des Absinths. Dieser aus Wermut, Anis und anderen Kräutern hergestellte Schnaps enthält eine Substanz, die auf Dauer das Nervensystem schädigt, zu Lähmungen und bei Überdosierung zu Vergiftungserscheinungen führt. Einige berühmte Maler und Musiker gingen an diesem Gebräu zugrunde.
Die Volksheilkunde verwendet den Wermut natürlich vorsichtig dosiert und in anderer Form – besonders bei

Beschwerden im Verdauungstrakt. Seine entwässernde und entkrampfende Wirkung lässt auch Periodenschmerzen schneller abklingen. Der robuste Wermutbusch mit den kugeligen gelben Blüten liefert darüber hinaus eine ideale Zutat für fette Speisen, da er mit seinen Bitterstoffen die Verdauung fördert.

Besonders in Form von Schnaps oder Likör ist Wermut bekannt. Die heilsamen Kräfte der Pflanze sollten jedoch kein Vorwand für den häufigen Genuss alkoholischer Getränke sein, denn auch als Tee entfaltet Wermut seine Wirkung.

Heilwirkung

Wein: Verdauungsstörungen, Appetitlosigkeit, Blähungen, Darm- und Gallenblasenbeschwerden
Teeaufguss: Menstruationsbeschwerden

Zinnkraut *(Equisetum arvense)*

Der Ackerschachtelhalm, der offizielle Name dieses oft als Unkraut abgewerteten Gewächses, trägt im Sommer grüne, unfruchtbare Triebe. Diese werden zu Heilzwecken genutzt. Sie enthalten Wirkstoffe, die die Flüssigkeitsausscheidung anregen und wegen des hohen Gehaltes an Kieselsäure bei Bindegewebsschwäche, Arterienverkalkung und auch bei Erkrankungen der Atemwege eingesetzt werden. Gegen verschiedene Entzündungen hilft das Zinnkraut – gleichermaßen innerlich wie äußerlich. Eine Nasenspülung kann schließlich Schnupfen lindern.

Heilwirkung

Teeaufguss: Bindegewebsschwäche, Arterienverkalkung, Bronchitis, Asthma, Mundentzündungen
Auflage, Wickel, Waschung: Hautentzündungen, Ekzeme, Geschwüre
Badezusatz: Krampfadern, Venenentzündung, geschwollene Beine, Frostbeulen, rheumatische Beschwerden, Gicht
Nasenspülung: Schnupfen

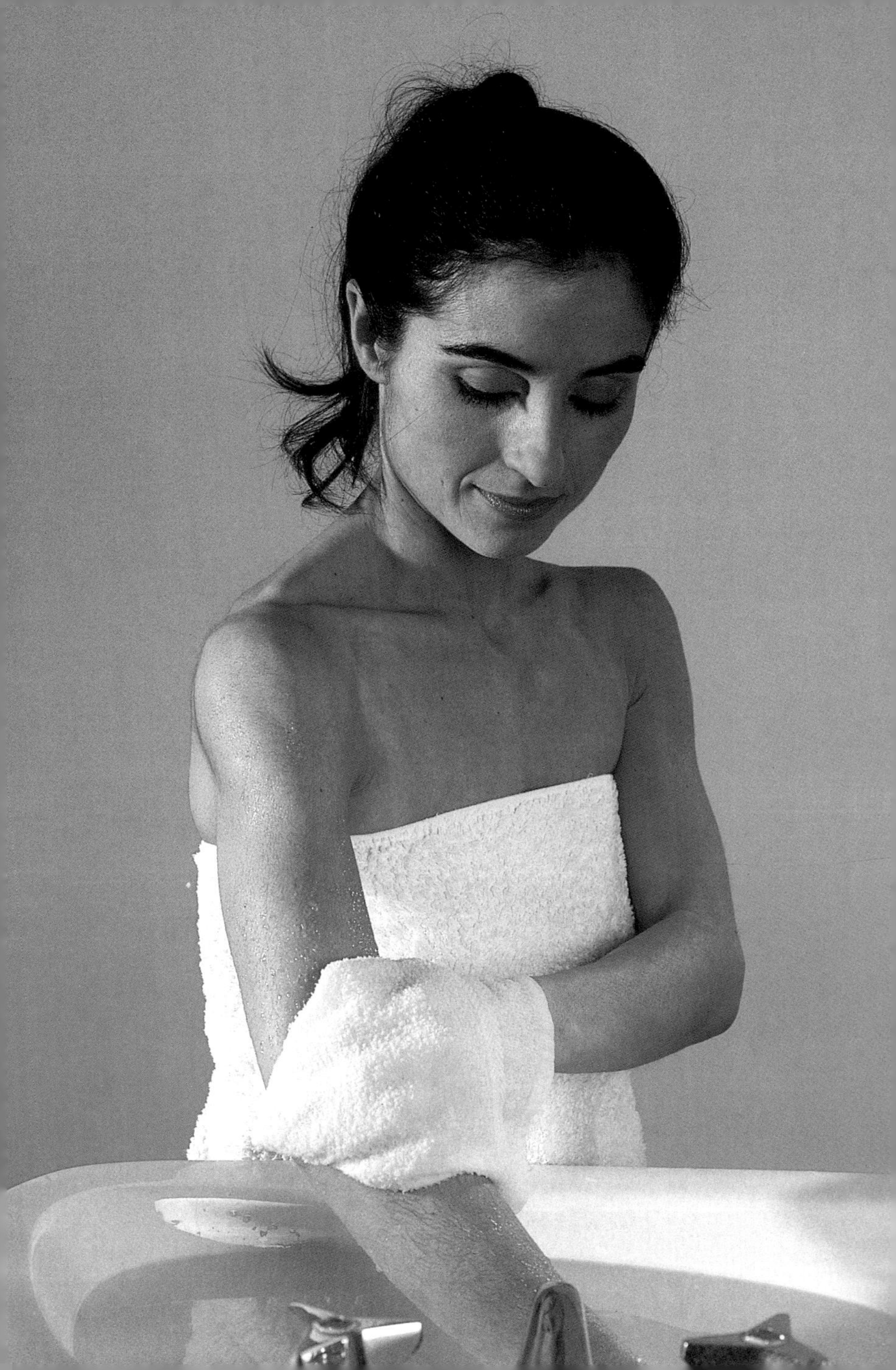

Die wirksamsten Anwendungen

Das oberste Ziel der naturnahen Heilmittel ist, den Körper zu einer Reaktion anzuregen – und das möglichst gezielt. Schon in grauer Vorzeit wurde dabei auf die Kraft von Wasser, Wärme und Luft zurückgegriffen. Natürliche Mittel wie beispielsweise Heilerde, oder Lebensmittel wie Quark und Zwiebeln zeigen nicht selten eine gelungene Unterstützung.

Das Heilpotenzial der Natur

Die Palette an natürlichen Heilweisen, auf die unsere Großmütter zurückgriffen, ist schier unerschöpflich. Sie ist aber mit dem Reichtum an Heilpflanzen und -kräutern noch keineswegs ausgereizt. Vielmehr stellt uns die Natur viele weitere Möglichkeiten bereit und zeigt uns dabei die große Heilkraft von Luft, Wärme, Wasser u. v. m. Die bekanntesten und wirksamsten Anwendungen, zusammengetragen aus dem mündlich überlieferten Erfahrungsschatz unserer Großmütter und aus alten Arzneibüchern, lernen Sie in diesem Kapitel kennen.

Die richtige Anwendung von natürlichen Heilmitteln ist schon eine Wissenschaft für sich. Vertrauen Sie am besten dem Erfahrungsschatz unserer Großmütter, der im folgenden Kapitel für Sie zusammengefasst ist.

Die heilende Wirkung des Wassers

Seit alters spielt das Wasser eine wichtige Rolle in der Volksheilkunde und in der Naturmedizin. Vermutlich schauten das die Menschen von den Tieren ab, die sich bei vielen Krankheiten instinktiv mit Wasser zu helfen wussten.

Das Wasser selbst erzeugt jedoch noch keine nennenswerte Wirkung. Diese kommt erst durch den mechanischen Reiz, den das Wasser ausübt, und durch den Temperaturunterschied zwischen Wasser und Körper zustande. Darauf vermag nämlich der Körper unterschiedliche Reaktionen zu zeigen, die im Bereich des Herz-Kreislauf-Systems, des Stoffwechsels, des Nervensystems, der körperlichen Abwehrkraft und nicht zuletzt in der Seele zu finden sind.

Da es praktisch keine Krankheiten gibt, die nicht mindestens von einem dieser Systeme aus zu behandeln sind, können fast alle Krankheitsbilder mit Wasseranwendungen angegangen werden.

Wirksame Heilpflanzen muss man nicht im entlegendsten Winkel der Erde suchen oder für teures Geld in der Apotheke erstehen. Oft befinden sie sich buchstäblich vor unserer Nase. Beispielsweise die gewöhnliche Zwiebel kann weitaus mehr als nur einen Salat verfeinern.

Heilkräftige Lebensmittel

Wer hätte darüber hinaus gedacht, dass beispielsweise in der Zwiebel, die mit ihrer Schärfe unsere Augen zum Tränen bringt, vielfältige Heilwirkungen stecken? Quark, Senf, Heilerde und unser bestes Grundnahrungsmittel, die Kartoffel, stehen aber der Zwiebel keineswegs nach und sind nicht nur in ihrer entzündungshemmenden und entkrampfenden Wirkung unbestritten.

Die richtige Anwendung zählt

Man kann sich gar nicht recht vorstellen, was man denn mit solch natürlichen und scheinbar harmlosen Dingen wie Wasser oder Heilerde falsch machen kann. Aber: Die Wirkung des Wassers beispielsweise beruht ja darauf, dass ein bestimmter, meist extremer Temperaturreiz eingesetzt wird, der nicht bei jeder Krankheit und vor allem nicht bei jedem Menschen infrage kommt. Wenn Sie sich jedoch genau an die Anleitungen in diesem Buch halten, können Sie sich mit unterschiedlichsten Anwendungen bei leichteren Krankheiten schnell selbst helfen und grundsätzlich einen wichtigen Beitrag zu Ihrer täglichen Gesundheitsvorsorge leisten.

Die Väter der Wasserheilkunde

- Die Behandlung mit Wasser ist eine der ältesten Errungenschaften der Medizin: Ihre Ursprünge reichen bis ins 3. Jahrhundert v. Chr. zurück. Kaiser Marcus Aurelius eröffnete danach die Caracalla-Thermen, die größte Thermalbadeanlage des Römischen Reichs.
- In der Folge verlor die Wasserheilkunst wieder an Bedeutung, man schenkte anderen Heilverfahren mehr Aufmerksamkeit. Im Mittelalter galt es in besseren Kreisen gar als unfein, sich mit Wasser zu waschen. Man bevorzugte stattdessen Duftwässer, um die üblen Körpergerüche zu übertünchen. Neue Anläufe, die hygienischen Zustände zu verbessern, wurden erst im 18. Jahrhundert unternommen.
- Von dem schlesischen Arzt Johann Siegmund Hahn erscheint 1737 ein Werk über die Heilkraft des »frischen Wassers«. Der Pionier der Wasserheilkunde greift darin auf seit der Antike bekannte Anwendungen mit frischem Wasser zurück.
- Der allseits nur Wasserdoktor genannte Arzt Vinzenz Prießnitz eröffnet 1826 im schlesischen Gräfenberg eine Kaltwasserklinik, um seine Patienten mit der Hydrotherapie zu behandeln.
- Die Bäder- und Wasserheilkunde, die im Lauf der Zeit immer mehr Anhänger gewinnt, wird 1878 in Berlin zur Wissenschaft erklärt. Ab jetzt besteht die Möglichkeit, sich ganz offiziell mit Trink- und Wasserkuren in Seebädern oder in Kurbädern im Hochgebirge heilen zu lassen. In den Städten entstehen öffentliche Badeanstalten mit Schwimm-, Brause-, Wannen- und Schwitzbädern.
- 1886 veröffentlicht der katholische Pfarrer Sebastian Kneipp sein Werk »Meine Wasserkur«. Das Buch wird ein Bestseller: Schon sechs Jahre nach seinem Erscheinen erreicht es die 50. Auflage. Zum bis heute gebräuchlichen Anwendungsrepertoire des Naturheilpioniers gehören neben kalten Wassergüssen aus der Gießkanne auch Heilkräuterzubereitungen aus der Volksmedizin, Barfußlaufen, das so genannte Wassertreten und Wickel.

Bäder – mehr als nur Körperreinigung

Bei einem Bad wird entweder der ganze Körper oder nur ein Teil (Arm, Fuß, Gesicht) in das Wasser eingetaucht. Um eine bestimmte Heilwirkung zu erzielen, werden Bäder mit unterschiedlichen Temperaturen angewendet. So führt beispielsweise kaltes Wasser – nach Abklingen des anfänglichen Kältegefühls – durch die Anregung des Stoffwechsels zu einer angenehmen Erwärmung. Gleichzeitig verengen sich die Blutgefäße, der Blutdruck steigt, und man fühlt sich angenehm angeregt. Warmes Wasser hingegen lässt die Blutgefäße erschlaffen, den Blutdruck sinken und die Muskeln entspannen. Darüber hinaus wird die Ausscheidung von Körpergiften angeregt.

Sowohl beim kalten als auch beim warmen Fußbad sollten Sie die Füße nicht abtrocknen, sondern Wollsocken anziehen und sich etwas erholen.

Was Sie bei Bädern beachten sollten

- Die Raumtemperatur sollte 18 bis 22 °C betragen.
- Sorgen Sie vor und nach dem Bad für eine gute Erwärmung, z. B. durch Frottieren, Bewegung, Bettruhe.
- Brechen Sie das Bad sofort ab, wenn Sie Herzjagen oder eine bläuliche Verfärbung der Haut feststellen.
- Essen Sie zwei Stunden vor und eine Stunde nach dem Bad nichts.
- Kalte Bäder führen Sie idealerweise am Morgen durch. Wenn Sie mit einer hellen Rötung der Haut oder mit einem starken Wärme- oder Kältegefühl reagieren, beenden Sie das Bad und reiben die größte Nässe mit der Hand ab.
- Warme bzw. ansteigende Bäder kann man mit einer kalten Waschung beenden. Nach großen Bädern empfiehlt sich eine ein- bis zweistündige Bettruhe.
- Wechselbäder beginnen Sie immer mit dem warmen und beenden sie mit dem kalten Bad.

Ansteigendes Armbad

Bei dieser speziellen Form des Armbades wird die Wassertemperatur während der Behandlung kontinuierlich gesteigert. So wird der gesamte Kreislauf angeregt und die Durchblutung gefördert.

Achtung: Bei Venenleiden und Lymphödemen ist das ansteigende Armbad nicht angebracht.

So wird's gemacht: Legen Sie beide Arme in ca. 30 °C warmes Wasser. Lassen Sie langsam heißeres Wasser nachlaufen, so dass Sie in 20 Minuten die Wassertemperatur auf 40 °C gesteigert haben. Nun beenden Sie das Armbad.

Sitz- und Vollbäder entfalten ihre Wirkung noch besser, wenn Sie geeignete Badezusätze beigeben. Nach dem Bad trocknen Sie sich ab und legen sich anschließend warm zugedeckt ins Bett.

Warmes Armbad

Dazu rieten unsere Großmütter immer, wenn der ganze Körper rasch durchwärmt werden und bei Atemwegserkrankungen der Hustenreiz gelindert werden sollte.

Achtung: Bei Bluthochdruck und Lymphödemen sollten Sie das warme Armbad nicht anwenden.

So wird's gemacht: Legen Sie beide Arme in das mit warmem (35 bis 38 °C) Wasser gefüllte Waschbecken. Nach 15 bis 20 Minuten trocknen Sie sich ab.

Das ansteigende Armbad hilft bei

Kreislaufstörungen, leichtem Bluthochdruck, Herzschwäche, gefäßbedingten Kopfschmerzen, Asthma und Bronchitis, Ohrenschmerzen, Erkältungskrankheiten im Kopfbereich

Das warme Armbad hilft bei

Arthritis, nichtentzündlichen rheumatischen Erkrankungen, Atemwegserkrankungen wie Asthma und Bronchitis

Kaltes Fußbad

Der beste Muntermacher für müde Beine kurbelt auch den ganzen Kreislauf an. Gleichzeitig wirkt er entspannend und beruhigend auf die Psyche.

Achtung: Bei akuten Harnwegsinfektionen und Unterleibsbeschwerden nicht anwenden.

So wird's gemacht: Stellen Sie die Füße in die mit kaltem (ca. 15 °C) Wasser gefüllte Badewanne. Nach 15 bis 30 Sekunden beenden Sie das Fußbad und streifen das Wasser von der Haut.

Die entspannende Wirkung eines warmen Fußbades lässt sich noch steigern, indem Sie sich nach dem Bad dicke Wollsocken anziehen. Am besten legen Sie sich für eine Viertelstunde ins Bett und genießen eine Tasse heißen Tee.

Warmes Fußbad

Nach einem Winterspaziergang gibt es nichts Schöneres. Zudem ist das warme Fußbad wegen seiner durchblutungsfördernden und entspannenden Wirkung besonders bei Unterleibsbeschwerden hilfreich.

Achtung: Bei erhöhtem Blutdruck, Venenleiden und Krampfadern empfiehlt sich das warme Fußbad nicht.

So wird's gemacht: Das warme Fußbad funktioniert wie das kalte, allerdings beträgt die Wassertemperatur 35 bis 40 °C. Nach 10 bis 15 Minuten beenden Sie das Fußbad mit einem kurzen kalten Guss vom rechten Fuß bis zum Knie, anschließend am linken Fuß.

Das kalte Fußbad hilft bei

Kopfschmerzen und Migräne, müden und geschwollenen Beinen, Nasenbluten, Krampfadern, Zerrungen und Prellungen, Einschlafstörungen

Das warme Fußbad hilft bei

Ischiasschmerzen, Kreislaufstörungen, Schlafstörungen, Infekten von Nieren und Blase, Nervosität

Inhalation (Kopfdampfbad)

Dämpfe zeigen vielfältige Wirkung. Sie führen passiv Wärme herbei, erweitern die Blutgefäße und regen den Stoffwechsel zur Ausscheidung von Giftstoffen an. Für zu Hause eignen sich nur Teildämpfe, in der Volksheilkunde kommt dabei der Inhalation, auch Kopfdampfbad genannt, die größte Bedeutung zu. Ob mit Kamillentee, Eukalyptusöl oder ohne Zusatz: Die Inhalation mit heißem Wasserdampf empfiehlt sich aufgrund ihrer reinigenden Wirkung auf die Schleimhäute bei allen Erkrankungen der Atemwege.

Auch zur Hautpflege empfiehlt die Volksheilkunde Kopfdampfbäder. Durch den heißen Dampf öffnen sich die Poren und werden zusätzlich gereinigt.

Die Inhalation hilft bei

Nasennebenhöhlenentzündung, Heiserkeit, Schnupfen, Asthma und Bronchitis, Husten, Mittelohrentzündung, Ohrenschmerzen, Hautunreinheiten

Achtung: Dosieren Sie die Zusätze nicht zu stark, sonst kommt es zu Reizungen der Atemwege und Augen. Bei entzündlichen Hauterkrankungen, Augenleiden und Kreislaufstörungen sollten Sie nicht inhalieren.

So wird's gemacht: Stellen Sie einen Topf, bis knapp unter den Rand gefüllt mit heißem Wasser, auf den Tisch, und geben Sie den gewählten Zusatz (Tee, Absud, Tinktur) dazu. Legen Sie ein Handtuch so über den Kopf, dass möglichst wenig Dampf entweichen kann, und beugen Sie sich über den Topf.

Atmen Sie nun die aufsteigenden Dämpfe ganz tief durch Nase und Mund ein. Nach 10 bis 15 Minuten waschen Sie das Gesicht mit lauwarmem Wasser ab.

Um eine Erkältung zu verhindern, sollten Sie nach einer Inhalation zunächst nicht nach draußen gehen und auch Zugluft unbedingt vermeiden. Gönnen Sie sich noch eine kleine Ruhepause, und halten Sie Ihren Körper warm.

Das Sitzbad hilft bei
Hämorrhoiden, zu schwacher oder schmerzhafter Periode, Ohrenschmerzen, Nieren- und Blasenbeschwerden, Prostatabeschwerden, Afterjucken

Sitzbad

So wohl tuend Sitzbäder, z.B. bei schmerzenden oder juckenden Hämorrhoiden, auch wirken: Öfter als zwei bis drei Bäder pro Woche sollten auf keinen Fall angewendet werden.

Beim Sitzbad wird der Unterkörper ins Wasser eingetaucht, so dass der Unterleib bis etwa zur Nierengegend ins Wasser kommt.
Wegen seiner entzündungshemmenden und durchblutungsfördernden Wirkung dient es der gezielten Behandlung der Bauch- und Geschlechtsorgane und macht darüber hinaus den ganzen Körper angenehm warm.
So wird's gemacht: Setzen Sie sich in eine spezielle Sitzbadewanne, oder stellen Sie einen Hocker in die Badewanne. Lassen Sie so viel warmes (36 bis 38 °C) Wasser einlaufen, dass es Ihnen knapp unter den Bauchnabel reicht. Nach 10 bis 15 Minuten lassen Sie das Wasser wieder ablaufen und steigen aus der Wanne.

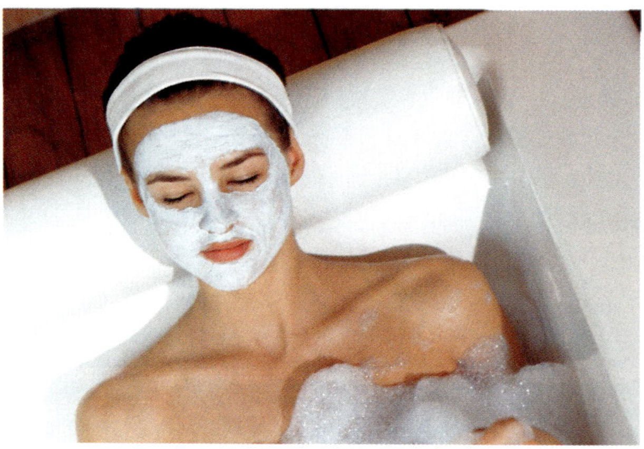

Nach einem anstrengenden Arbeitstag lassen sich in einem heißen Vollbad leicht neue Energien sammeln.

Vollbad

Jeder kennt den Hochgenuss eines Vollbades: Es spült den Stress förmlich aus dem Körper, entspannt, bringt Energien zurück und verspricht an kalten Wintertagen wohlige Erwärmung. Auch die Volksmedizin kennt die Vorzüge des Vollbades und setzt es gegen verschiedene Beschwerden ein.

Achtung: Bei Herz-Kreislauf-Störungen, extrem niedrigem Blutdruck und Venenleiden ist das Vollbad nicht angebracht.

So wird's gemacht: Legen Sie sich in die mit lauwarmem (35 bis 38 °C) Wasser gefüllte Badewanne. Zur gänzlichen Entspannung verhilft ein kleines Kissen zum Anlehnen des Kopfes. Nach etwa 10 bis 20 Minuten stehen Sie langsam wieder auf und brausen sich kurz mit kaltem Wasser ab.

Vollbäder wirken entspannend auf Körper und Seele, nicht zuletzt wegen der aromatischen Dämpfe der Kräuterzusätze. Lehnen Sie sich mit geschlossenen Augen zurück, und lassen Sie die heilsamen Düfte auf sich wirken.

Vollbad mit Heublumenzusatz

Warme Bäder werden fast immer mit Zusätzen angereichert. Sie beschleunigen die Wirkung des Bades und können zudem dem Anwendungszweck genau angepasst werden. Besonders beliebt ist in der Volksheilkunde das Heublumenbad.

Achtung: Das Heublumenbad belastet den Kreislauf stark und sollte bei entsprechenden Beschwerden nicht durchgeführt werden.

Das Vollbad hilft bei

Frösteln, Erkältungskrankheiten, grippalen Infekten, Hauterkrankungen, Nervosität und Reizbarkeit, Niedergeschlagenheit, rheumatischen Beschwerden, Schlafstörungen, Muskelverspannungen

Das Heublumenbad hilft bei

Rheumatischen Beschwerden, Hexenschuss oder Ischiasbeschwerden, Rückenschmerzen, Gicht, Muskelkrämpfen, Durchblutungsstörungen, Schuppenflechte

So wird's gemacht: Übergießen Sie 500 Gramm Heublumen (aus der Apotheke) mit 2 Litern kochendem Wasser, lassen Sie das Gemisch 30 Minuten ziehen, und gießen Sie dann die Heublumen ab. Geben Sie nun den Heublumensud in eine Badewanne mit warmem (36 bis 38 °C) Wasser. Baden Sie höchstens 20 Minuten, und reiben Sie sich dann mit einem kalten Waschlappen gut ab.

Vollbad mit Moorbadextrakt

Moorbäder sind weniger empfehlenswert für Menschen, die unter Herzbeschwerden oder einem schwachen Kreislauf leiden. Wenden Sie sich im Zweifelsfall am besten an Ihren Hausarzt.

Für die Moorextrakte, die man in der Apotheke kaufen kann, wird der frisch gestochene Torf gereinigt, zu Pulver zermahlen, mit heißem Quellwasser verdünnt und durch Wasserdampf auf etwa 40 °C erhitzt. In dieser aufbereiteten Form kann Moorextrakt problemlos zu Hause für Bäder und Packungen verwendet werden.

Die schwarze Arznei enthält neben Humus- und Gerbstoffen auch wichtige Mineralstoffe, die der Körper über die Haut aufnehmen kann.

So wird's gemacht: Lassen Sie warmes (36 bis 38 °C) Wasser in die Wanne laufen, geben Sie den Moorextrakt dazu, und verrühren Sie ihn gut. Wenn der Moorbrei aufgequollen ist, baden Sie maximal 10 bis 15 Minuten.

Das Moorbad hilft bei

Arthritischen und rheumatischen Beschwerden, Muskelverspannungen und -krämpfen, Hautentzündungen, Menstruations- und Wechseljahrebeschwerden

Die besten Badezusätze

Neben Heublumen und Moor gibt es noch zahlreiche weitere Badezusätze, die bei vielfältigen Beschwerden Hilfe versprechen. Am besten verwenden Sie fertige Badezusätze aus der Apotheke oder dem Reformhaus, und halten Sie sich an die jeweiligen Dosierungsanweisungen.

- **Baldrian:** bei Nervosität, Schlafstörungen
- **Eichenrinde:** bei chronischen Hauterkrankungen, Ekzemen, übermäßigem Hand- und Fußschweiß
- **Fichtennadeln:** bei Nervosität, Schlafstörungen, Nervenschmerzen, Muskelschmerzen, rheumatischen Erkrankungen der Gelenke
- **Kalmus:** zur Aktivierung des Stoffwechsels, bei Nervosität, Blutarmut, zur allgemeinen Anregung bei Schwäche- und Erschöpfungszuständen
- **Kamille:** bei Entzündungen und anderen Hautleiden, für Sitzbäder bei Hämorrhoiden
- **Lavendel:** bei Nervosität, Schlafstörungen, mild anregend bei nervösen Erschöpfungszuständen
- **Melisse:** bei Menstruationsbeschwerden, Krämpfen der Bauch- und Unterleibsorgane, Verdauungsstörungen, Nervosität, Schlafstörungen
- **Thymian:** bei Bronchitis, Husten, Asthma, Verkrampfungen, zur Desinfektion der Haut und Schleimhaut bei Entzündungen und Infektionen
- **Wacholder:** zur allgemeinen Anregung, Aktivierung des Stoffwechsels, bei Gelenkabnutzung, Gicht
- **Zinnkraut:** bei Hautleiden, Gelenkrheuma, Gicht, für Sitzbäder bei Hämorrhoiden

Bei Husten kann ein Vollbad mit Thymianzusatz sehr hilfreich sein. Die frei werdenden Dämpfe entkrampfen die Atemwege und wirken schleimlösend.

Güsse – die Muntermacher

Auch die Güsse sind eine auf Pfarrer Kneipp zurückgehende Anwendung. Sie wurden früher tatsächlich mit einer Gießkanne durchgeführt und brachten Kneipp den Beinamen »Gießkannendoktor« ein. Heute verwendet man einen Duschschlauch, von dem man einfach den Brausekopf abschraubt. Der Sinn liegt darin, dass der Wasserstrahl fast ohne Druck und möglichst großflächig auf die Haut auftreffen soll.

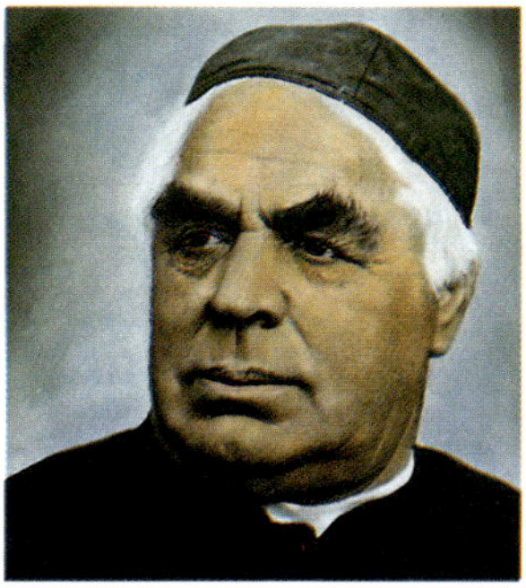

Der berühmte Pfarrer Kneipp empfahl kalte Güsse zur Linderung und Heilung verschiedener Leiden.

Die Güsse werden in der Regel mit kaltem Wasser angewendet, da der Kaltreiz im Sinne einer Umstimmung des vegetativen Nervensystems wirkt. Als erste Reaktion färbt sich die Haut rot, das ist das Zeichen für eine einsetzende, bessere Durchblutung und Erwärmung. Nun soll der Guss abgebrochen werden.

Das beste Gefäßtraining

Kalte Güsse regen den Stoffwechsel und das Nervensystem an, lindern Entzündungen und Schmerzen, härten ab und – ganz wichtig – fördern die Durchblutung. Deshalb werden sie oft als wirksames Gefäßtraining und als Muntermacher bezeichnet.

Wie bei allen Kaltwasseranwendungen muss der Körper vor Beginn der Anwendung warm sein. Der Brausekopf wird dann in etwa fünf bis zehn Zentimeter Abstand am Körper entlang geführt, immer herzwärts. Nach dem Guss streifen Sie das Wasser nur oberflächlich mit der Handkante ab, bewegen sich etwas für die Wiedererwärmung und ziehen sich warm an.

Achtung: Wenn Ihnen während der Anwendung schwindlig wird, sollten Sie den Guss sofort abbrechen!

Armguss

Aufgrund seiner durchblutungsfördernden, die Atmung und Herzfunktion anregenden Wirkung wird der Armguss zurecht als das ideale Kreislaufmittel bezeichnet.

Der Armguss hilft bei

Durchblutungsstörungen, niedrigem Blutdruck, Müdigkeit, körperlicher und geistiger Erschöpfung, Konzentrationsmangel

So wird's gemacht: Beugen Sie sich über die Badewanne, und führen Sie den kalten Wasserstrahl vom rechten Handrücken langsam außen am Arm entlang bis zur Schulter und an der Arminnenseite wieder zur Hand zurück. Wiederholen und mit dem zweiten Arm genauso verfahren. Dauer: 30 bis 60 Sekunden.

Ein arbeits- und stressreicher Tag lässt sich regelrecht vom Gesicht ablesen. Um die müde Haut wieder rosig und frisch erscheinen zu lassen, empfiehlt sich ein kalter Gesichtsguss.

Gesichtsguss

Der Gesichtsguss erfrischt und regt die Durchblutung der Gesichtshaut an – der ideale Schönmacher!

So wird's gemacht: Legen Sie sich ein Handtuch um den Hals, und beugen Sie sich über die Badewanne. Den kalten Wasserstrahl führen Sie von der rechten Schläfe zum Kinn und dann zur linken Schläfe, mehrmals quer über die Stirn und längs über das Gesicht. Abschließend begießen Sie Ihr Gesicht mit Kreisbewegungen. Die Anwendung dauert 1 bis 2 Minuten.

Der Gesichtsguss hilft bei

Unreiner und blasser Haut, roten Augen, Kopf- und Zahnschmerzen, Müdigkeit, Hör- und Sehstörungen

Knieguss

Sie sollten schon etwas für Ihre Gesundheit tun, bevor erste Krankheitssymptome auftreten und Ihre Abwehrkräfte schwächen. Kniegüsse eignen sich hierfür hervorragend.

Der Knieguss dient zur allgemeinen Abhärtung und regt die Durchblutung in den Beinen an – ein Effekt, der sich dann reflektorisch bis zum Kopf hin ausdehnt. Besonders bei Bewegungsmangel, schlechter Sitzhaltung und Übergewicht ist er das Mittel der Wahl, da aufgrund der schlechten Durchblutung schneller Abnützungserscheinungen auftauchen.

Achtung: Bei Blasenentzündung, während der Menstruation und bei Ischiasbeschwerden sollten Sie auf den Knieguss verzichten.

So wird's gemacht: Führen Sie – in der Badewanne stehend – den kalten Wasserstrahl vom rechten Fußrücken langsam außen am Bein hinauf bis über das Knie, verweilen Sie dort einige Sekunden, und gehen Sie an der Beininnenseite wieder zurück zum Fuß. Dann ist der

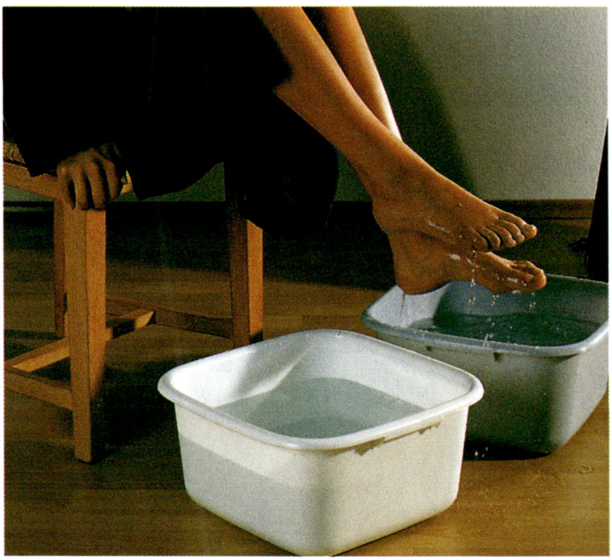

Wechselfußbäder zeigen die gleiche anregende Wirkung wie Wechselgüsse.

Der Knieguss hilft bei
Kopfschmerzen, Kreislaufstörungen, Krampfadern, Abwehrschwäche, Schlafstörungen

linke Fuß an der Reihe, und abschließend werden beide Fußsohlen begossen.

Wechselguss

Wechselgüsse erfrischen und beleben und bringen den Kreislauf schnell wieder auf Touren. Arme, Beine, Knie oder Schenkel sind die idealen Einsatzgebiete. Wechselgüsse trainieren auch die Gefäßregulation und stärken die Abwehrkraft. Sie werden wie Güsse bei konstanter Temperatur durchgeführt, mit dem Unterschied, dass Sie mehrmals hintereinander zwischen warmem (36 bis 38 °C) und kaltem (10 bis 15 °C) Wasser wechseln.
Achtung: Bei Durchblutungsstörungen und Herzrhythmusstörungen sind Wechselgüsse an den Armen tabu, bei Harnwegsinfektionen und Krampfadern dürfen sie an Knien und Schenkeln nicht ausgeführt werden.
So wird's gemacht: Die Gussabfolge gleicht der der anderen Körpergüsse. Beginnen Sie den Guss mit warmem Wasser und wechseln dann zu kaltem über. Das wiederholen Sie einige Male, bis Sie das kalte Wasser als erfrischend und angenehm empfinden. Beenden Sie die Güsse mit kaltem Wasser.

Wer unter einem schlechten Kreislauf leidet, sollte morgens nicht zu hastig aus dem Bett springen, sondern zunächst einige Sekunden auf dem Bettrand sitzen bleiben. Anschließend empfehlen sich Wechselgüsse, um den Kreislauf anzukurbeln.

Der Wechselguss hilft bei
Niedrigem Blutdruck, körperlicher und geistiger Erschöpfung, Konzentrationsstörungen, Muskelkrämpfen, Kreislaufstörungen, Nervosität, Niedergeschlagenheit, gefäßbedingten Kopfschmerzen

Wickel und Auflagen

Eines der wirksamsten und ältesten Mittel zur Fieberbekämpfung sind kalte Wickel. Obwohl sie sehr angenehm auf den erhitzten Körper wirken, sollten sie nicht länger als fünf Minuten angelegt werden.

Auch die Wickel sind eine altbewährte Anwendung, deren Wirkung im Kälte- bzw. Wärmereiz der Behandlung liegt. Überwiegend findet der kalte Wickel Anwendung, seltener der warme. Je nach Anwendungsart und -dauer werden damit unterschiedliche Wirkungen erzielt. So können kalte Wickel die Durchblutung und den gesamten Stoffwechsel anregen sowie überschießende Reaktionen des Körpers – etwa bei Entzündungen – abmildern. Sie können Schmerzen lindern und Schwellungen drosseln. Schließlich entziehen kalte Wickel dem Körper Wärme und werden daher häufig – vor allem bei Kindern – zur natürlichen Fiebersenkung eingesetzt.

Warme Wickel hingegen führen zu einer direkten Erweiterung der Hautgefäße, bringen dem Körper Wärme, regen ihn zum Schwitzen an und rufen dadurch eine vermehrte Ausscheidung von Schadstoffen und Giften hervor.

Wickel umfassen größere Körperteile in ihrem ganzen Umfang, während bei den Auflagen wie beispielsweise dem Heublumen- oder Kartoffelsack die jeweilige kleine Körperregion nicht eingehüllt, sondern nur mit einem kalten oder warmen Tuch belegt wird. Behandelt man einen ganz kleinen Körperabschnitt, so spricht man von einer Kompresse.

Das benötigen Sie

Der klassische Wickel besteht aus drei Schichten:

- Das innere Tuch sollte aus Leinen sein. Es wird passend zusammengefaltet, in Wasser getaucht, je nach Behandlungsziel mehr oder weniger ausgewrungen und – beim Wickel – um den Körperteil gewickelt, bei der Auflage nur aufgelegt.

▶ Die nächste Schicht bildet ein trockenes Baumwoll- oder Leinentuch als Zwischenlage, das das innere Leinentuch um drei bis vier Zentimeter nach oben und unten überragen soll und das sowohl beim Wickel als auch bei der Auflage um den zu behandelnden Körperteil herumgeführt wird.

▶ Den äußeren Abschluss bildet eine Wolldecke, die wiederum um den ganzen betroffenen Körperteil herumgeführt wird.

▶ Bei der jeweiligen Anwendung ist im Folgenden immer nur die Größe des benötigten inneren Tuchs angegeben, die beiden äußeren Schichten müssen Sie dann jeweils etwas größer berechnen. Sie können die Tücher jedoch vorgefertigt in Apotheken oder im medizinischen Fachhandel kaufen.

Leinen- und Wolltücher, die nach den Anweisungen Kneipps zugeschnitten sind, sind in medizinischen Fachgeschäften und Apotheken erhältlich. Selbstverständlich können Sie jedoch auch selbst zur Schere greifen.

Das sollten Sie beachten

▶ Führen Sie die Anwendungen im warmen Zimmer und am warmen Körper durch, am besten bei Bettruhe.

▶ Legen Sie das Innentuch rasch glatt und faltenlos auf, damit kein Luftraum zwischen Haut und Wickeltuch entsteht. Das Innentuch muss fest am Körper anliegen.

▶ Entfernen Sie nach Ende der Anwendung den Wickel rasch und ohne unnötiges Aufdecken.

▶ Decken Sie sich nach dem Wickel sorgfältig zu, und verharren Sie mindestens noch eine halbe Stunde im Bett.

▶ Bei kalten Füßen, Frösteln oder Schüttelfrost dürfen kalte Wickel nicht verabreicht werden.

▶ Bestimmte Hausmittel wie Senf, Quark, Heilerde oder Kartoffeln können die Wirkung der Wickel zusätzlich verstärken. Des Weiteren eignen sich auch Kräuter wie Kalmus, Kamille, Eichenrinde oder Zinnkraut als Zusatz.

Brustwickel

Brustwickel sind heiß wie kalt gleichermaßen beliebt. Während der heiße Wickel besonders auf die Bronchien schleimlösend und entkrampfend wirkt, entfaltet der kalte Wickel eine durchblutungsfördernde Wirkung im Brustraum und senkt das Fieber.

Um Bronchitis gleichzeitig von innen und außen zu bekämpfen, können Sie während der Einwirkzeit des Brustwickels eine Tasse Kräutertee genießen. Empfehlenswert ist hier Schlüsselblume oder Spitzwegerich.

Achtung: Bei hohem Fieber sind heiße, bei Frösteln und Frieren kalte Brustwickel absolut tabu.

So wird's gemacht: Tränken Sie ein Leinentuch (40 mal 190 Zentimeter) mit kaltem oder heißem Wasser, wringen Sie es aus, und wickeln Sie es um die Brust. Sicherheitsnadeln dienen zur Befestigung. Darüber kommen zuerst das trockene Baumwolltuch und schließlich das trockene Wolltuch. Lassen Sie den heißen Brustwickel so lange aufliegen, wie er als warm empfunden wird (etwa 30 Minuten), den kalten so lange, bis eine gute Erwärmung eingetreten ist (etwa 45 bis 60 Minuten).

Der heiße Brustwickel hilft bei

Bronchitis, Keuchhusten, Asthma

Der kalte Brustwickel hilft bei

Fieberhaften Erkältungskrankheiten, Lungen- und Rippenfellentzündung, Hals- und Kehlkopfentzündungen

Halswickel

Das Allheilmittel unserer Großmütter bei allen Erkältungen und Entzündungen im Mund- und Rachenraum. Halswickel werden überwiegend kalt angewendet und entfalten eine besonders gute Wirkung mit Quark oder Heilerde als Zusatz (siehe Seite 52f.).

So wird's gemacht: Befeuchten Sie ein Leinentuch (10 mal 70 Zentimeter) mit kaltem Wasser, legen Sie es schmal zusammen, und wickeln Sie es um den Hals. Darüber kommen ein trockenes Leinentuch und ein trockenes Wolltuch. Sobald sich der Wickel erwärmt hat, spätestens nach 30 bis 60 Minuten, wird er erneuert.

Der kalte Halswickel hilft bei
Nasennebenhöhlen- und Mandelentzündungen, Mundhöhlen- und Kehlkopfentzündungen, Schnupfen

Heublumensack

Heublumen sind ein Potpourri verschiedener getrockneter Wiesenblumen. Unsere Großmütter schätzten den daraus hergestellten Heublumensack, den Sie auch fertig in der Apotheke kaufen können, wegen seiner entkrampfenden und durchblutungsfördernden Wirkung. Seine größte Wirkung entfaltet er jedoch zur Beruhigung und Schmerzstillung. Nahezu genauso wirkungsreich und vielfältig ist der Kartoffelsack.

Achtung: Bei akuten Ischiasentzündungen, Krampfadern, Kreislaufproblemen und Hautentzündungen empfiehlt sich der Heublumensack nicht.

So wird's gemacht: Füllen Sie ein Leinen- oder Baumwollsäckchen zu 2/3 mit Heublumen (aus der Apothe-

Heublumensack und Kartoffelsack helfen bei
Blähungen, Verstopfung, Bronchitis, Blasen- und Nierenbeschwerden, Magen- und Darmkrämpfen, Gastritis, schmerzhafter Periode, Muskelverspannungen, rheumatischen Beschwerden, Hexenschuss, Rückenschmerzen

Die Anwendung von Heublumen ist wenig empfehlenswert für Menschen, die allergisch auf Blütenpollen und Heu reagieren. Auch bei offenen Wunden sollten Sie die Anwendung dieser Heilpflanzen meiden.

ke), und binden Sie es mit einer Schnur fest zu. Legen Sie dann den Heusack in eine große Schüssel, gießen Sie kochendes Wasser darüber, und lassen Sie den Heusack 10 Minuten ziehen. Drücken Sie den Sack anschließend fest aus, lassen Sie ihn auf 40 bis 42 °C abkühlen, und legen Sie ihn auf die zu behandelnde Körperstelle. Diese wird mit einem Handtuch und einer Wolldecke umwickelt. Nach 30 Minuten nehmen Sie Decke und Heublumensack wieder ab und reiben sich mit einem Handtuch trocken.

Bei der Behandlung von Kindern sollten Sie die Temperatur der Kartoffelwickel sorgfältig überprüfen. Die gekochten Knollen speichern sehr viel Hitze und können die zarte Haut ernsthaft verbrennen.

Kartoffelsack

Gemeinsam mit dem Heublumensack ist der Kartoffelsack das Parademittel schlechthin, wenn es darum geht, heilsame Wärme zuzuführen und verspannte Muskulatur zu entkrampfen.

So wird's gemacht: Kochen Sie 500 Gramm Kartoffeln mit Schale weich, füllen Sie sie in ein Säckchen, und zerdrücken Sie sie. Binden Sie dann das Säckchen fest zu, und legen Sie es so heiß auf, wie Sie es vertragen können. Mit einem Badehandtuch festbinden und mit einer Wolldecke umwickeln, damit die Wärme länger erhalten bleibt. Nach 1 Stunde, spätestens aber, wenn er erkaltet ist, wird der Kartoffelsack abgenommen.

Lehmwickel mit Heilerde

Heilerde, die Zutat für diesen Wickel, gehört mit zu den ältesten Heilmitteln. Ihre heilsame Wirkung beruht darauf, dass Darmgifte, Schlacken und überschüssige Säure im Körper gebunden und ausgeschieden werden. Das verdankt das bräunliche Pulver, das übrigens auch innerlich erstaunliche Wirkung zeigt, vor allem solchen Inhaltsstoffen wie beispielsweise Eisen, Kalk, Aluminium, Magnesium und Natrium.

Heilerde hilft innerlich bei
Durchfall, Blähungen, Verstopfung, Magenschmerzen, Magengeschwüren, Gastritis, Mandel-, Mund- und Rachenentzündungen

Heilerde hilft äußerlich bei
Eiterungen, Hautentzündungen und -ausschlägen, Wundsein

So wird's gemacht: Verrühren Sie 3 bis 4 Esslöffel Heilerde für den äußerlichen Gebrauch mit etwas Wasser zu einem festen Brei, und tragen Sie ihn pur auf die Haut oder auf ein Leinentuch auf, das Sie auf die zu behandelnde Stelle legen. Mit Leinen- und Wolltuch umwickelt lassen Sie den Wickel 30 bis 60 Minuten aufliegen und reinigen danach die Haut mit etwas Wasser.

Der Quarkwickel ist ein wirksames Hausmittel gegen eine Reihe von krankhaften Beschwerden. Gleichzeitig kann er einiges für die Schönheitspflege tun, denn Quark versorgt die Haut mit wichtigen Mineralstoffen und Fett.

Quarkwickel

Aufgrund seiner entzündungshemmenden, fiebersenkenden und schmerzstillenden Wirkung gilt der Quark seit alters als natürliches Antibiotikum. Seine heilkräftige Wirkung entfaltet er zwar an allen Körperteilen, ganz besonders geeignet ist er jedoch für den Halswickel (siehe Seite 50f.).

So wird's gemacht: Streichen Sie 100 bis 200 Gramm gekühlten Speisequark messerrückendick auf ein Leinentuch, und wickeln Sie dieses mit der bestrichenen Seite nach innen um das zu behandelnde Körperteil. Darüber kommen – wie üblich – ein trockenes Baumwolltuch und ein Wolltuch.

Sobald der Quark durch die entzogene Wärme trocken geworden ist, nehmen Sie den Wickel ab, und reinigen Sie die Haut mit etwas klarem Wasser.

Der Quarkwickel hilft bei

Fieber, Mandel- und Nebenhöhlenentzündungen, allen entzündlichen Prozessen, Reizungen und Schwellungen, rheumatischen Erkrankungen, Prellungen und Verstauchungen, Verbrennungen

Der Senfwickel hilft bei

Husten, Bronchitis, Asthma, Brustfellentzündung, Nieren- und Blasenentzündungen, Nierensteinen

Senfwickel

Senf ist nicht nur unerlässlich bei jeder Grillparty, sondern kann der Gesundheit sehr dienlich sein. Verantwortlich für seine heilkräftige Wirkung sind die im Senf enthaltenen Öle.

Senf enthält bestimmte Öle, die durchblutungsfördernd und antibakteriell wirken. Das hat bereits seit Jahrhunderten die Volksheilkunde erkannt und ihn zur Linderung zahlreicher Beschwerden eingesetzt.

Achtung: Senföle nicht bei Venenleiden und empfindlicher Haut anwenden.

So wird's gemacht: Verdünnen Sie Senfmehl (aus der Apotheke) mit 1 Liter warmem Wasser, und tränken Sie ein Leinentuch mit dem Senfwasser. Das Leinentuch auswringen und auf den kranken Körperteil legen. Nehmen Sie den Wickel nach 10 bis 15 Minuten ab, und waschen Sie die Senfreste mit lauwarmem Wasser ab. Um die gereizte Haut zu beruhigen, reiben Sie sie mit Hautöl oder einer fetthaltigen Pflegecreme ein.

Wadenwickel

Gerade bei fieberhaften Erkrankungen sind Wadenwickel bei unseren Großmüttern das Mittel der Wahl gewesen – und sind es bis heute geblieben. Je nach Anwendungsdauer entfalten sie die gewünschte Wirkung.

Achtung: Nicht anwenden bei Blasen- und anderen Harnwegsinfektionen sowie bei Ischiasbeschwerden.

So wird's gemacht: Tauchen Sie ein Leinentuch (30 mal 70 Zentimeter) in kaltes Wasser, wringen Sie es aus, und wickeln Sie es straff um die Unterschenkel. Darüber kommen ein trockenes Leinentuch und abschließend ein Wolltuch. Bei kurzer Anwendungsdauer (etwa 5 Minuten) entfalten Wadenwickel eine fiebersenkende, bei längerer Anwendungsdauer (etwa 20 Minuten) eine beruhigende und entzündungshemmende Wirkung.

Der kalte Wadenwickel hilft bei

Fiebrigen Erkältungen, Bronchitis, Schlafstörungen, Krampfadern, Durchblutungsstörungen, Kopfschmerzen, Schwäche, Venenentzündung

Zwiebelwickel

Pur, in Milch eingelegt, zu Saft gepresst oder als Wickel – das Allroundmittel Zwiebel ist in seiner entzündungshemmenden, desinfizierenden und schmerzlindernden Wirkung fast nicht zu schlagen.

So wird's gemacht: Schneiden Sie die Zwiebeln in dünne Scheiben, füllen Sie sie in ein Säckchen aus dünnem Stoff, und binden Sie es oben zu. Dann füllen Sie eine Bratpfanne halb voll mit Wasser, bedecken sie und erhitzen das Wasser. Legen Sie das Zwiebelsäckchen auf den Deckel, erwärmen Sie es beidseitig, und legen Sie es 1 bis 2 Stunden auf die erkrankte Stelle. Darüber wickeln Sie ein Wolltuch und legen sich ins Bett.

Einen besonderen Rang in der Volksheilkunde nimmt seit jeher die Zwiebel ein. Sie lässt sich innerlich wie äußerlich bei einer ganzen Reihe von Erkrankungen einsetzen. Übrigens brachte Karl der Große diese Pflanze in unsere Breiten.

Der Zwiebelwickel hilft bei

Blasenentzündung, Ohrenschmerzen, Husten, Hexenschuss, Mandelentzündung, Magenbeschwerden, rheumatischen Beschwerden

Heilsames Sonnenbad

»Wasser tut's freilich, aber besser als Wasser ist die Luft, und am besten ist die Sonne«. Dieser Ausspruch geht auf den Schweizer Arnold Rikli (1823–1906) zurück, den Begründer der Behandlung mit Sonnenlicht. Um die heilende Wirkung von Licht und Sonne wussten aber bereits viele vorchristliche Kulturen, die Sonne wurde gar als Gottheit verehrt. Und das zu Recht, wie man heute weiß.

Wie die Sonnenstrahlung auf uns wirkt

Das gemeinsame Wirken von infrarotem und ultraviolettem Licht ist der Schlüssel zur überragenden Wirkung der Sonne. Während das Infrarotlicht wärmt, löst die kleinwellige Strahlung des UV-Lichts chemische Prozesse aus, auf die unser Körper reagiert. So werden unter dem Einfluss des UV-Lichts die Durchblutung und bestimmte, den Stoffwechsel in der Muskulatur stimulierende Nerven angeregt. Der wichtigste Effekt besteht aber darin, dass sich in der Haut die Vorstufe des Vitamin D bildet, eines unerlässlichen Bausteins für Knochen und Gelenke. Gleichzeitig entstehen Melanin, ein die Haut bräunendes Pigment, sowie Substanzen, die die Abwehrkräfte stärken und das Zellwachstum fördern. Auch bei Hautbeschwerden wie Schuppenflechte oder Ekzemen hat sich Sonnenlicht als wirksames Heilmittel erwiesen.

Heilende Strahlen für die Seele

Auch der positive Einfluss der UV-Strahlen auf das Nervensystem und das Seelenleben ist nicht von der Hand zu weisen. Wie wichtig das Sonnenlicht für uns ist, merken wir bereits nach einigen trüben, nebelverhangenen Tagen. Wir werden gereizt, antriebs- und energielos, die Stimmung sinkt. Regelrechte Winterdepressionen sind in den nördlichen Ländern weit verbreitet.

Das richtige Maß zählt

So einfach und natürlich uns die Sonne auch als Lebenselixier erscheinen mag, so stark können auch die Nebenwirkungen sein. Nur ein gewisses Maß an Sonne ist unserem Körper zuträglich – sonst kommt es zum Sonnenbrand oder Sonnenstich. Und vor allem geschwächte oder kranke Menschen dürfen die Sonne nur wohl dosiert genießen. Halten Sie sich deshalb genau an die folgenden Anweisungen.

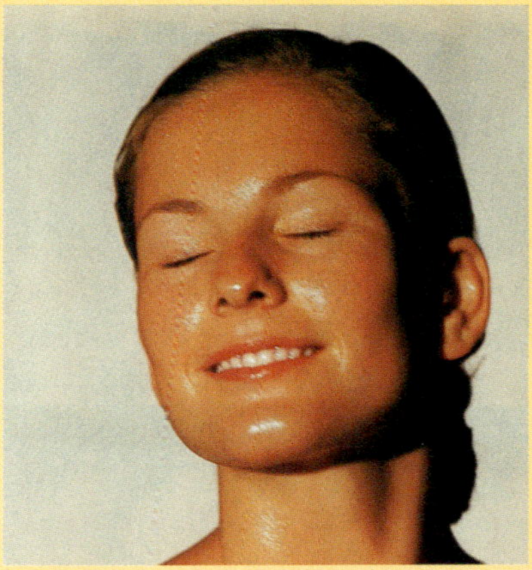

Sonnenlicht: In Maßen genossen eine Wohltat für Körper und Seele.

Wichtig beim Sonnenbad

- Cremen oder ölen Sie sich bereits mit Sonnenschutzmitteln ein, bevor Sie das Haus verlassen.

- Die Verträglichkeit von ultravioletter Strahlung hängt von Ihrem Hauttyp ab: Bleiben Sie deshalb nur so lange in der Sonne, wie es Ihrem Hauttyp entspricht.

- Bewegen Sie sich beim Sonnenbad, das tut Ihrem Kreislauf gut. Wenn die Sonne zu anstrengend wird, helfen kalte Waschungen oder Duschen.

- Solange ihre Haut noch nicht sonnengewöhnt ist, steigern Sie Ihr Sonnenbad minutenweise. Setzen Sie sich anfangs auf keinen Fall mehrere Stunden der Sonne aus.

- Im Hochgebirge und an der See wirkt die Sonne noch stärker. Geben Sie daher zunächst nur Beine und Arme, erst später auch Gesicht und Nacken der Sonne preis.

- Auch wenn die wohlige Wärme dazu verleiten mag: Schlafen Sie niemals in der Sonne ein, Sie würden dadurch das Risiko eines Sonnenbrands oder gar Hitzschlags erhöhen.

- Erste Alarmzeichen für ein Zuviel sind Hautrötungen, Schwindelgefühle und Kopfschmerzen. Ziehen Sie sich in solchen Fällen umgehend in den Schatten zurück!

- Während der Mittagszeit ist die Sonne am stärksten, dann sollten Sie sich generell im Schatten aufhalten. Für Sonnenbäder empfiehlt sich der Vormittag.

- Kopfbedeckung und Sonnenbrille sind ganz wichtige Utensilien für Ihr Sonnenbad. Damit schützen Sie sich vor einer Überhitzung des Kopfes und bewahren Ihre Augen vor zu starker UV- Einstrahlung.

Waschungen – die sanften Heiler

Das Prinzip dieser Wasseranwendung beruht darauf, dass der Körper mit einer feinen Wasserschicht befeuchtet wird und dadurch die Hautdurchblutung sowie der Kreislauf angeregt werden. Waschungen werden in der Regel mit kaltem, selten mit warmem Wasser durchgeführt. Sie werden entweder als Teilwaschung an bestimmten Körperregionen oder als Ganzwaschung, wie unten beschrieben, vorgenommen. Die Ganzwaschung ist eine Kombination aus Unter- und Oberkörperwaschung. Je nach erwünschter Wirkung kann man dem Wasser Meersalz, Essig oder Heilkräutertees zufügen.

Die wohl einfachste und preisgünstigste Anwendung in der Volksheilkunde ist die Waschung. Gleichwohl ist sie sehr effektiv und kann, täglich durchgeführt, das allgemeine Wohlbefinden steigern.

Waschungen helfen bei

Fieber, Schnupfen, schwachem Immunsystem, Kreislauf- und Durchblutungsstörungen, Migräne, Nervosität, Niedergeschlagenheit, kalten Händen und Füßen, Schlafstörungen, rheumatischen Beschwerden

So wird's gemacht: Fahren Sie mit einem leicht feuchten Waschlappen, beginnend an der rechten Hand, so fest über die Haut, dass ein leichter Wasserfilm zurückbleibt. Weiter über den Arm geht es zu den Achselhöhlen und wieder zurück zur Hand. Genauso verfahren Sie am linken Arm. Nun gehen Sie zu Hals, Brust, Bauch und anschließend zu den Beinen über. Dabei fahren Sie vom rechten Fußrücken bis hinauf zum Gesäß. Dann ist das linke Bein an der Reihe. Waschen Sie zügig, aber nicht überhastet. Zum Abschluss gießen Sie Ihre Fußsohlen kurz mit kaltem Wasser ab. Trocknen Sie sich danach nicht ab, sondern ziehen Sie sich sofort etwas über, und machen Sie Gymnastik zum Warmwerden.

Spülungen – für mehr Durchkommen

Spülungen und Waschungen zählen zu den einfachsten äußerlichen Anwendungen. Sie werden in der Regel mit Tees oder verdünnten Tinkturen durchgeführt. Man kann natürlich auch Salz verwenden – je nach Beschwerden und persönlicher Vorliebe.

Augenspülung oder -waschung

Die Augenspülung beruhigt nicht nur überanstrengte Augen, sondern kann auch Bindehautentzündungen lindern. Bei müden Augen sind besonders Spülungen oder Kompressen mit Petersilienaufguss zu empfehlen, zur Beruhigung brennender Augen dagegen Anwendungen mit Fenchel-, Kamillen-, Pfefferminz- oder Augentrostteeaufgüssen.

So wird's gemacht: Füllen Sie eine Augenbadewanne (aus der Apotheke) zur Hälfte mit Wasser und Tee. Legen Sie sich nun ein Handtuch serviettenartig um, und drücken Sie das Wännchen bei gerade gehaltenem Kopf fest auf das geschlossene Auge – so, dass keine Flüssigkeit auslaufen kann. Beugen Sie dann den Kopf nach hinten, öffnen Sie das Auge, und bewegen Sie den Augapfel 3 bis 5 Minuten hin und her.

Für Augenwaschungen tränken Sie einen Wattebausch mit unverdünntem Kamillen- oder Fencheltee und reinigen das Auge mit vorsichtigen Wischbewegungen von außen nach innen. Augentrosttee eignet sich nicht nur als Waschung, sondern auch als Kompresse.

Besonders Menschen, die in ihrem Beruf viel Zeit vor dem Computerbildschirm verbringen, leiden häufig unter überanstrengten Augen. Entspannend wirken hier Augenspülungen mit Wasser und beruhigenden Kräutertees.

Die Augenspülung hilft bei

Bindehautentzündung, Fremdkörpern im Auge, übermüdeten Augen, Gerstenkorn, Lidrandentzündung

Gurgelspülung

Wem der Geschmack nicht zu unangenehm ist, der kann Mandelentzündungen mit Salzwassergurgeln vorbeugen. Diese Kur sollte jeweils morgens nach dem Aufstehen sowie nach jeder Mahlzeit durchgeführt werden.

Eines der besten Mittel, um Schmerzen und Entzündungen im Hals- und Rachenraum zu lindern und Mundgeruch zu beseitigen. Darüber hinaus wird beim Gurgeln auch gleichzeitig der Rachenring massiert.
Die Wahl des Gurgelmittels hängt von Ihren Vorlieben ab. Kochsalz (1/2 Teelöffel auf 1 Glas Wasser) sowie Kamillen- und Eibischtee haben sich bewährt.
So wird's gemacht: Nehmen Sie einen großen Schluck der Gurgellösung in den Mund, und gurgeln Sie damit 1 bis 2 Minuten. Lassen Sie dabei die Gurgellösung etwas in den Hals hinunterlaufen – aber nicht schlucken. Abschließend spülen Sie die Lösung kurz zwischen den Zähnen hin und her und spucken sie dann aus.

Die Gurgelspülung hilft bei

Halsschmerzen, Mandelentzündung, Mundschleimhautentzündung, Zahnschmerzen und Zahnfleischentzündungen, Mundgeruch

Die Nasenspülung hilft bei

Schnupfen, Nasennebenhöhlenentzündung

Nasenspülung

Die Nasenspülung sorgt für freies Atmen durch die Nase und befeuchtet trockene Schleimhäute. Daher ist sie für Schnupfengeplagte geradezu eine Erlösung.
So wird's gemacht: Lösen Sie etwas Salz in 1 Glas Wasser auf. Legen Sie nun Ihren Kopf zurück, halten Sie ein Nasenloch zu, und ziehen Sie die Lösung kräftig in das andere Nasenloch hinauf. Mit dem anderen Nasenloch verfahren Sie genauso.

Wechselduschen bis Trockenbürsten

Die drei Anwendungen Wechselduschen, Wassertreten und Trockenbürsten haben auf den ersten Blick recht wenig gemeinsam. Blickt man aber einmal hinter die Kulissen bzw. in den Körper hinein, so stellt man fest, dass sie ähnliche körperliche Vorgänge auslösen. Alle drei Anwendungen steigern die Durchblutung, regulieren den Blutdruck, aktivieren den Kreislauf und stärken die Nerven. Gerade die verstärkte Durchblutung kommt einem idealen Gefäßtraining gleich – das beste Training für das Immunsystem überhaupt. Da jede Anwendung darüber hinaus noch ihre Eigenheiten hat, werden hier zunächst nur die gemeinsamen Wirkungsmöglichkeiten zusammengefasst.

Trocknen Sie sich nach dem Wechselduschen nur leicht ab. Ziehen Sie sich dann an, und bewegen Sie sich kurz, damit Ihnen wieder warm wird.

Wechselduschen

Ähnlich wie bei den Güssen wirkt beim Duschen neben dem Temperaturreiz auch der Druck des Wassers. Der Wechsel zwischen Kalt- und Warmwasserreiz wird wohl auch den schlimmsten Morgenmuffel endlich auf die Beine bringen. Wechselduschen sind daher besonders für Leute mit niedrigem Blutdruck geeignet. Da Duschen den Körper nicht zu sehr belastet und die Haut nicht auslaugt, ist es bestens für die tägliche Körperreinigung zu empfehlen.

Achtung: Bei Schwindelgefühlen oder wenn Ihnen schwarz vor Augen wird, sollten Sie die Anwendung sofort abbrechen. Schwächliche und nervöse Erwachsene sollten von den Wechselduschen Abstand nehmen.

So wird's gemacht: Duschen Sie 2 bis 3 Minuten warm und dann kalt. Dabei führen Sie den Duschstrahl vom rechten Fuß bis zum Po hinauf, ebenso am linken Bein, und fahren dann mit dem rechten und linken Arm fort.

Wechselduschen, Wassertreten und Trockenbürsten helfen bei
Durchblutungsstörungen, niedrigem Blutdruck, Kreislaufproblemen, körperlicher und geistiger Erschöpfung, Nervosität und innerer Unruhe, Niedergeschlagenheit, Schlafstörungen, schwachem Immunsystem, gefäßbedingten Kopfschmerzen und Migräne, morgendlicher Müdigkeit, Muskelverspannungen

Nach dem Was- ser- bzw. Tautreten sollten Sie sich dicke Wollsocken anziehen und die Füße durch etwas Bewegung oder eine warme Decke wieder erwärmen. Entspannen Sie sich etwa eine Viertelstunde lang.

Vergessen Sie nicht Brust, Bauch und Rücken, auch wenn es da zunächst am kältesten erscheint. Wiederholen Sie den ganzen Duschgang noch einmal, und schließen Sie mit kaltem Wasser ab.

Wassertreten

Einfacher und gesünder kann man sich fast nicht abhärten. Das entdeckte bereits Pfarrer Kneipp und empfahl seinen Patienten, im fließenden Wasser eines Baches auf und ab zu gehen. Durch den Kaltwasserreiz kommt es – eventuell nach einem anfänglichen kurzen Kälteschmerz – zu einer angenehmen Erwärmung der Füße und zu einer Steigerung der Durchblutung.

Abends angewendet ist Wassertreten zudem ein probates Mittel zum Einschlafen.

Da sich im Fuß zudem viele Reflexzonen befinden, werden damit auch gleichzeitig entfernte innere Organe günstig beeinflusst.

Statt in speziellen Tretbecken, in Bächen oder in der hauseigenen Badewanne nach »Storchenart« zu treten, können Sie auch am Morgen barfuß durch taufeuchtes Gras und im Winter durch den Schnee marschieren. Dafür eignet sich jedoch nur pulvriger, frischer Schnee.

So wird's gemacht: Stapfen Sie in der zu 3/4 mit kaltem Wasser gefüllten Badewanne wie ein Storch 30 bis 60 Sekunden im Wasser herum. Dabei treten Sie auf der Stelle und heben bei jedem Schritt das Bein über den Wasserspiegel. Trocknen Sie sich danach nicht ab, sondern streifen Sie das Wasser mit den Händen von der Haut, und ziehen Sie sich anschließend warme Socken an.

Trockenbürsten

Wenig Aufwand – große Wirkung: Das Bürsten der Haut, am besten regelmäßig jeden Morgen ausgeführt – sozusagen als tägliche Körper- und Seelenpflege –, regt die Durchblutung und den Hautstoffwechsel an. Es aktiviert den Kreislauf, bringt den Abtransport von Giftstoffen in Gang und zeigt damit gleichzeitig eine entschlackende Wirkung. Auch für die Schönheit leistet Trockenbürsten einen Beitrag: Das Gewebe strafft sich, die Haut wird aufnahmefähig für pflegende Cremes und Öle.

Besorgen Sie sich dazu eine Massagebürste aus Naturfasern mit Schlaufe oder Griff oder einen Sisalhandschuh. Beides finden Sie in Apotheken oder Reformhäusern.

Achtung: Bei Hautverletzungen und -entzündungen, Schuppenflechte und bei Krampfadern sollten Sie auf das Trockenbürsten verzichten.

So wird's gemacht: Am rechten Fuß beginnend bürsten Sie über die Fußsohle und arbeiten sich anschließend kreisförmig hoch zum Po. Verfahren Sie ebenso am linken Bein. Fahren Sie nun am rechten Handrücken fort über die Außen- und dann die Innenseite des Armes, jeweils in Richtung Schulter; ebenso am linken Arm. Bürsten Sie nun die Brust zum Brustbein hin, den Bauch im Uhrzeigersinn, schließlich von Nacken und Schultern zum Rücken hinunter.

Bürsten Sie Ihren Körper bitte unbedingt in der beschriebenen Reihenfolge. Nur so können Giftstoffe und Schlacken richtig abtransportiert werden.

Fastenkur – Entlastung für den Darm

Bei dem Wort »Fasten« denken viele Menschen zuerst einmal an die Fettpölsterchen, die sie schon längst loswerden wollten. Die nahende Bikinisaison, die Hose, die nicht mehr passt... Fasten steht bei uns in engem Zusammenhang mit Schönheit. Dass hinter dem Fasten jedoch ein ganz anderer Sinn stand, oder besser, immer noch stehen sollte, erkennen die Wenigsten. Dem Fasten kann nämlich eine enorme gesundheitliche Wirkung zugeschrieben werden. Es entlastet den ganzen Organismus und befreit vor allem Magen und Darm von Giftstoffen, die sich im Lauf der Zeit während unseres ungesunden Lebenswandels angesammelt haben.

Für Ihre Fastenkur sollten Sie einen Zeitpunkt wählen, der nicht in eine Phase größerer beruflicher Belastung fällt. Denn beachten Sie, dass Ihr Körper nun auf Sparflamme arbeitet und nicht überstrapaziert werden darf.

Befreiung für die Seele

Zusammen mit dem körperlichen Ballast werfen wir aber auch gleichzeitig seelischen Müll ab. Denn, so wussten unsere Vorfahren, nach dem Fasten fühlt man sich körperlich und seelisch wie neugeboren.
Fasten kann jeder, der sich gesund und leistungsfähig fühlt und freiwillig einige Tage auf seine gewohnten Lebens- und Genussmittel verzichten kann.

So wird's gemacht

1. Tag: Eine gründliche Darmreinigung bildet den Auftakt zur Fastenkur. Dazu lösen Sie 30 Gramm Glaubersalz in 1/2 Liter Wasser auf und trinken es mit einigen Spritzern Zitronensaft versetzt. Auch ein Einlauf eignet sich zum Abführen. Danach empfiehlt es sich, zu Hause zu bleiben, denn die Stuhlentleerung erfolgt mehrmals hintereinander und sehr spontan.
Überhaupt sollten Sie diesen Tag sehr ruhig angehen, übermäßige Anstrengung würde den Kreislauf zu sehr belasten.

2. Tag: Ihr Körper befindet sich nun in einer Umstellungsphase und muss auf seine eigenen Reserven zurückgreifen, auch der Blutdruck sinkt. Wenn Sie der Hunger zu übermannen droht, führen Sie nochmals ab. Auch 1 Glas Mineralwasser oder etwas Buttermilch kann Ihnen fürs Erste helfen.

3. bis 5. Tag: Nun hat sich Ihr Körper umgestellt, und Sie werden normalerweise nicht mehr von Hunger und Kreislaufbeschwerden geplagt. Fangen Sie nun wieder an, etwas Sport zu treiben.

Abgesehen von schwarzem Tee sollten Sie auf sämtliche Genussmittel – Alkohol, Kaffee, Nikotin – unbedingt verzichten. Sie wollen Ihren Körper ja reinigen und nicht gleich wieder Belastendes zuführen.

Was Sie wissen sollten

Achten Sie darauf, ausreichend, also mindestens 2,5 bis 3 Liter täglich zu trinken. Geeignet sind Mineralwässer, ungezuckerte Obstsäfte mit Wasser verdünnt, Kräuter- und Früchtetees sowie vegetarische Gemüsebrühen.

Wenn Sie einen schalen Geschmack im Mund verspüren, gurgeln Sie mit Heilerde, oder kauen Sie Petersilienblätter.

Stehen Sie morgens nicht zu abrupt vom Bett auf, sondern setzen Sie sich zunächst auf die Bettkante. Warten Sie, bis sich Ihr Kreislauf stabilisiert hat.

Brechen Sie, je nach persönlichem Befinden, die Fastenkur nach 3 bis 5 Tagen ab. Wenn Sie eine überragende Konstitution haben und sich sehr leistungsfähig während der Fastenkur fühlen, können Sie sie noch etwas ausdehnen, aber nicht länger als 10 Tage.

Stellen Sie nun langsam Ihre Ernährung wieder um. Bedenken Sie aber, eine Fastenkur ist der ideale Ausgangspunkt für eine generelle Ernährungsumstellung. Wenn Sie also schon längst einmal mit dem Rauchen aufhören wollten, etwas weniger trinken oder nicht mehr so gehaltvoll essen wollten, so ist das jetzt der ideale Zeitpunkt. Nützen Sie das aus.

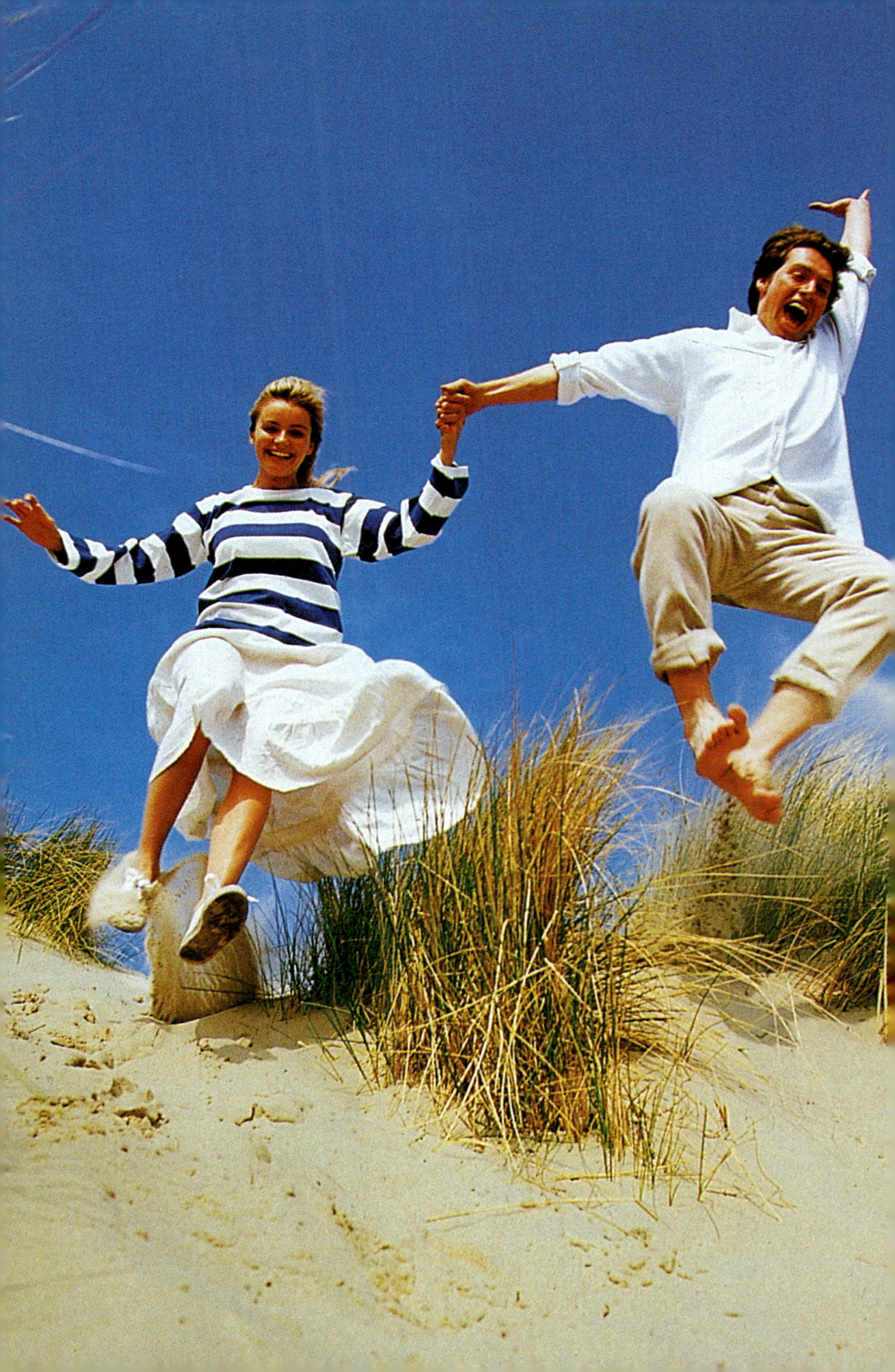

Alltagsbeschwerden natürlich heilen

Die Volksmedizin hält zahlreiche Rezepte bereit, die leichtere Beschwerden erfolgreich kurieren können und den Griff zur Medikamentenschachtel mit ihren oft starken Nebenwirkungen unnötig machen. Auf den folgenden Seiten erfahren Sie, wie Sie mit einfachen Hausmitteln von Kopf bis Fuß gesund werden und dabei gleichzeitig Ihren Körper stärken können.

Die Selbstheilungskräfte fördern

»Gegen jedes Leiden ist ein Kraut gewachsen« – diesen wohl bekanntesten Spruch von Paracelsus stellt die Volksheilkunde bestens unter Beweis. Kaum eine Beschwerde, zu der nicht zahlreiche Hausmittel zu empfehlen sind. Sie reichen von den auch uns bekannten Klassikern wie Kamillenbad oder Pfefferminztee bis hin zu etwas skurrileren Rezepten wie z.B. der Zwiebelsocke. Ihnen allen ist gemein, dass sie wirksam und gleichzeitig ungefährlich sind, sonst wären sie ja nicht über die Jahrhunderte hinweg in Gebrauch geblieben.

Die Behandlung mit natürlichen Heilmitteln dauert zwar etwas länger als mit synthetischen, greift aber weniger in den Organismus ein und hat zudem noch einen ganz entscheidenden Vorteil: Sie stärkt die Fähigkeit des Körpers, sich selbst zu heilen. Lange Zeit vernachlässigte die offizielle Medizin die im Menschen schlummernden Selbstheilungskräfte, indem sie mit Hilfe von starken Präparaten versuchte, allein die Symptome zu heilen. Unser eigener innerer Arzt verkümmerte dabei und verweigerte teilweise sogar die Mithilfe.

Die meisten Beschwerden, die den Menschen im Lauf seines Lebens plagen, sind leichte Erkrankungen wie Erkältungen oder Verdauungsprobleme. Solche Leiden lassen sich oft mit einfachsten Mitteln lindern.

Wenn Sie sich mit naturgemäßen Heilmethoden von Grund auf kurieren wollen, sind Sie schließlich auch gezwungen, sich mit Ihrem Körper und seiner Störung auseinander zu setzen, schulen auf diese Weise den Umgang mit Ihrem Körper und erlernen wieder das instinktiv richtige Verhalten im Krankheitsfall.

Wenn sich Ihre Beschwerden auch mit Hilfe der Hausmittel nach zwei bis drei Tagen nicht bessern, sollten Sie sich einem mit natürlichen Heilverfahren bekannten Arzt anvertrauen.

Grundregeln für die Behandlung

Obwohl alle Hausmittel in diesem Buch natürlichen Ursprungs sind, können Sie wie andere Arzneien Nebenwirkungen entfalten. Ihre Anwendung erfordert deshalb Sorgfalt und die Beachtung der folgenden Regeln.

- Befolgen Sie die angegebenen Dosierungen, die Behandlungsdauer und Anwendungseinschränkungen.
- Bei stärkeren Beschwerden und während der Schwangerschaft sollten Sie einen Arzt zurate ziehen.
- Das sollten Sie auch tun, wenn Sie sich bezüglich der Diagnose unsicher sind oder die Beschwerden nach Abschluss der Behandlung wieder auftreten.
- Falls es während der Behandlung zu Magenreizungen, Übelkeit oder allergischen Reaktionen kommt, müssen Sie die Anwendung sofort abbrechen und sich in ärztliche Behandlung begeben.
- Bedenken Sie immer: Dieses Buch kann und möchte Ihnen nicht den Gang zum Arzt ersparen. Bei bestimmten Erkrankungen ist es unerlässlich, einen Arzt zu konsultieren!

Die nachfolgenden Rezepte können in Zubereitung und Dauer der Anwendungen von den bisherigen Aussagen abweichen, da für bestimmte Beschwerden längere oder kürzere Behandlungen bzw. mehr oder weniger von einer Zutat erforderlich sind.

Der Arzt als Helfer der Natur

- Die Erkenntnis, dass jedem Menschen eine Heilkraft der Natur innewohnt, tauchte bereits in der Antike auf und fand in Hippokrates einen wichtigen Vertreter. Diese Ansicht ging im christlich geprägten Mittelalter unter, als man Krankheit nicht als natürliches Phänomen, sondern als Strafe Gottes ansah.
- Erst in dem von der Aufklärung geprägten 18. und 19. Jahrhundert besinnt man sich wieder auf die alten Theorien. Der Begriff »Natur« wird nun vollkommen neu bewertet und steht für das Gute schlechthin. So wird auch ein körperliches Leiden als sinnvolle Einrichtung der Natur angesehen. Dabei kommt dem Heiler oder Arzt die Funktion eines unterstützenden Helfers zu, der die Selbstheilungskräfte mit den geeigneten Mitteln in die richtigen Wege leitet.
- Die hippokratischen Lehren erfahren eine neue Würdigung, und einigen Vertretern der medizinischen Zunft gelingt es, bereits seit Jahrtausenden bekannte, mit der Zeit in Vergessenheit geratene Behandlungsansätze und heilsame Anwendungen wieder zum Leben zu erwecken. Allen voran Christoph Wilhelm Hufeland (1726–1836), führender Vertreter der Naturheilkunde und Arzt von Goethe und Schiller. Er ist überzeugt, dass ein kranker Körper eine Krankheit selbst überwinden muss, um wirklich und anhaltend zu gesunden. Seiner Meinung nach ist der Arzt ein Diener der Natur und leistet dem Patienten Hilfestellung, seine Krankheit aus eigener Kraft zu überwinden. Sein Behandlungsansatz wird zum Ausgangspunkt der Naturheilbewegung im 19. Jahrhundert.
- An die Fähigkeit des menschlichen Körpers, sich selbst zu heilen, glaubte auch noch ein anderer heute berühmter Arzt: Samuel Hahnemann, der Begründer der Homöopathie. Gemäß seinem Grundsatz »Ähnliches mit Ähnlichem heilen«, verabreicht er Substanzen, die der Krankheit ähnliche Symptome hervorrufen. So, meinte Hahnemann, aktiviere der Körper seine natürlichen Abwehrkräfte.

Was unbedingt in die Hausapotheke gehört

Unverhofft kommt oft – so ist es auch mit zahlreichen Beschwerden. Weder Zahnschmerzen, Prellungen noch Verstopfung melden sich rechtzeitig an. Vielmehr überrumpeln uns viele Zipperlein genau dann, wenn wir völlig unvorbereitet sind. Damit Sie sich oder Ihren Lieben dennoch schnellstmöglich helfen können, sollten Sie einige Dinge grundsätzlich zu Hause vorrätig haben. Achten Sie darauf, dass Ihre Apotheke vor Kindern sicher ist und an einem kühlen, dunklen Ort aufbewahrt wird. Prüfen Sie alle drei Monate, ob die Heilmittel noch verwendbar sind.

Kräuterzubereitungen

(aus Apotheke, Reformhaus)

- Arnikatinktur
- Baldriantropfen und -tinktur
- Heublumensack und -badezusatz
- Johanniskrautöl
- Melissengeist
- Ringelblumensalbe und -tinktur

Ätherische Öle

- Eukalyptusöl
- Minzöl
- Teebaumöl

Heilpflanzen

(für Tees, Inhalations- oder Gurgelzusätze)

- Anisfrüchte
- Brennnesselblätter
- Fenchelfrüchte
- Kamillenblüten
- Lindenblüten
- Melissenblätter
- Pfefferminzblätter
- Salbeiblätter
- Thymiankraut

Instrumente

- Pinzette
- Schere
- Sicherheitsnadeln
- Fieberthermometer
- Frotteewaschlappen
- Massagebürste

Küchen- und Haushaltsmittel

- Apfelessig
- Heilerde
- Honig
- Kartoffeln

- Knoblauch
- Kochsalz
- Quark
- Senfkörner
- Zitrone
- Zwiebeln

Verbandsmaterialien

- Dreieckstuch, 1 x 1 x 1,5 cm
- Elastikbinden, 6 und 8 cm breit
- Mullbinden, 6 und 8 cm breit
- Wasserfeste Pflaster in verschiedenen Größen
- Leukoplast
- Verbandswatte

Sonstiges

- Aspirin
- Alkohol, 98 %
- Einlaufgerät
- Jodtinktur
- Eiswürfel
- Taschenlampe
- Warme Wolldecke
- Wärmflasche
- Wattebausch

Auf einen Blick – Was hilft gegen Was

Zur Schmerzlinderung
Eukalyptusöl, Arnikatinktur, Aspirin, Eiswürfel

Zur Wundheilung und zum Stillen von Blutungen
Arnikatinktur, Ringelblumensalbe, Kamillenaufguss, Apfelessig, Teebaumöl

Bei Prellungen und Verletzungen
Ringelblumensalbe, Arnikatinktur, Eiswürfel, Heublumensack, Heilerde, Johanniskrautöl, Melissengeist

Bei Schlafstörungen
Baldrian, Melisse, Zwiebeln, Lindenblüten

Gegen Entzündungen und Schwellungen
Ringelblumensalbe und -tinktur, Eukalyptus- und Minzöl, Zwiebeln, Knoblauch, Arnikatinktur, Kamillentee, Salbeitee

Zur Linderung von Hustenreiz
Zwiebeln, Minz- und Eukalyptusöl

Bei Magen- und Darmproblemen
Heilerde, Pfefferminztee, Minzöl, Kamillentee, Anis- und Fenchelfrüchte, Melissentee

Bei Erkältungen
Minz- und Eukalyptusöl, Zwiebeln, Lindenblüten- und Kamillentee, Kochsalz, Aspirin, Teebaumöl

Beschwerden von A bis Z

Um eine geeignete Behandlung mit Hausmitteln einzuleiten, sollten die jeweiligen Beschwerden genau diagnostiziert sein. Aus diesem Grunde wurden im folgenden Kapitel nur solche Krankheitsbilder aufgenommen, die in der Feststellung ziemlich eindeutig sind und zu den sogenannten Alltagsbeschwerden gehören.

Akne

Symptome:
- **Mitesser mit schwarzem Punkt**
- **Entzündungen, die sich zu großen, eitergefüllten Pickeln auswachsen**
- **Vor allem an Gesicht, Brust und Rücken**

Bei der gewöhnlichen Akne sind die Talgdrüsengänge derart verstopft und entzündet, dass der Talg nicht mehr abfließen kann. Die Ursachen liegen meist in einer gesteigerten Talgdrüsenproduktion, die im Zuge der hormonellen Umstellung in der Pubertät oder während der Schwangerschaft auftreten kann. Auch die Ernährung und die psychische Belastung spielen eine Rolle.

Heilmittel zur innerlichen Anwendung

Heidelbeerblättertee
1 Teelöffel getrocknete Heidelbeerblätter mit 1 Tasse kochendem Wasser übergießen, etwa 5 Minuten ziehen lassen und regelmäßig 3-mal täglich 1 Tasse in kleinen Schlucken trinken.

Akne wirksam vorbeugen

- Meiden Sie Sonnenbäder. Entgegen der althergebrachten Meinung helfen UV-Strahlen bei Akne in der Regel nicht!
- Essen Sie ausreichend Sojaprodukte, Walnüsse, Naturreis und Vollkornprodukte. Sie enthalten Biotin, ein wichtiges Hautvitamin.
- Waschen Sie Ihr Make-up immer gründlich ab.

Heilmittel zur äußerlichen Anwendung

Heilerdemaske

3 Esslöffel Heilerde zur äußerlichen Anwendung (aus der Apotheke) mit warmem Wasser zu einem dicken Brei verrühren und auf das Gesicht auftragen. Sparen Sie dabei die Augenpartie großzügig aus. Nach 20 Minuten die Heilerdemaske mit genügend warmem Wasser wieder abwaschen.

Kamillenkompressen

1 Teelöffel Kamillenblüten mit 1 Tasse heißem, aber nicht kochendem Wasser übergießen und ein Leinentuch damit tränken. Pressen Sie dieses 1 Minute lang auf Ihr Gesicht. Täglich 3- bis 4-mal wiederholen.

Tip
Oft hilft bei Akne die Zufuhr von Vitamin A. Auf dem Speiseplan sollten deshalb häufig Karotten, Brokkoli, Avocados, grüne Bohnen und Erbsen stehen.

Wechselgesichtsbad

Tauchen Sie Ihr Gesicht zunächst 1 Minute in warmes, dann wenige Sekunden in kaltes Wasser, und wiederholen Sie dies 5-mal. Den Abschluss sollte das kalte Wasser bilden.

Brennnesselwaschung

2 Teelöffel frische, zerkleinerte Brennnesselblätter mit 1/4 Liter kochendem Wasser überbrühen und einige Minuten ziehen lassen. 3-mal täglich das Gesicht mit einem darin getränkten Waschlappen waschen.

Appetitlosigkeit

Appetitlosigkeit kann viele Ursachen haben: Bei Kindern ist sie oft eine Reaktion auf unbeliebtes oder schlechtes Essen. Neben psychischen Ursachen wie z. B. übermäßige nervliche Anspannung durch Stress oder Kummer können auch fiebrige Erkrankungen oder andere körperliche Beschwerden dahinter stecken.

Appetitlosigkeit wirksam vorbeugen

- Betreiben Sie kraftintensive, das Muskelwachstum anregende Sportarten wie Turnen oder Bergsteigen. Unmittelbar nach dem Sport stellt sich der Appetit zwar nicht gleich ein, später aber umso stärker.

Heilmittel zur innerlichen Anwendung

Symptome:
- Verringerte Nahrungsaufnahme
- Unlust am Essen

Ingwerwurzeln
Ein bewährtes Hausmittel, um den Appetit anzuregen, sind einige Stückchen gezuckerte Ingwerwurzeln, etwa 1/2 Stunde vor dem Essen gekaut.

Wermuttee
Die Bitterstoffe im Wermut regen die Verdauung an. 1 Teelöffel Wermutblätter mit 1 Tasse heißem Wasser übergießen, 10 Minuten ziehen lassen und 30 Minuten vor den Mahlzeiten trinken.

Gewürztee
20 Gramm Fenchel, 20 Gramm Wermut, je 10 Gramm Kümmel, Anisfrüchte und Enzian mischen. 2 Teelöffel mit 1/4 Liter heißem Wasser übergießen, etwa 40 Minuten vor dem Essen trinken.

Berberitzenmarmelade
500 Gramm reife Berberitzenfrüchte in wenig Wasser weich kochen, durch ein Sieb streichen und mit der gleichen Menge Zucker nochmals aufkochen.

Arthritis

Diese akute oder chronische Gelenkentzündung gehört zu den Erkrankungen des rheumatischen Formenkreises. Vermutlich liegen die Ursachen in einer Störung des

Immunsystems durch Viren oder Bakterien, aber auch in psychischen Einflüssen oder erblicher Veranlagung.

Heilmittel zur innerlichen Anwendung

Zinnkrauttee
1 Teelöffel getrocknetes Zinnkraut mit 1 Tasse kochendem Wasser übergießen und täglich 1 Tasse morgens auf nüchternen Magen trinken.

Apfelessig
6 Teelöffel Apfelessig in 1 Glas abgekochtes Wasser geben, 2 Teelöffel Honig dazu rühren und dies 3-mal täglich zu den Mahlzeiten in kleinen Schlucken trinken.

Heilmittel zur äußerlichen Anwendung

Quarkumschlag
Er bringt die entzündlichen Schwellungen in kurzer Zeit zum Abklingen.
100 Gramm Quark mit 2 Teelöffeln Kochsalz verrühren, auf dem Gelenk verteilen und ein Tuch darüber decken. Nach 30 bis 40 Minuten mit warmem Wasser abwaschen.

Meerrettichpackung
Frisch geriebenen Meerrettich auf ein Leinentuch geben und das Gelenk 5 bis 10 Minuten darin einpacken. Dann abwaschen und die Haut einölen.

Symptome:
- Gelenkschmerzen
- Morgensteifigkeit
- Rheumaknoten an Gelenken, Knochenvorsprüngen und Sehnen
- Fingermittel- und -grundgelenke, Handgelenke und Ellenbogen sind am häufigsten betroffen

Arthritis wirksam vorbeugen

- Stärken Sie Ihr Immunsystem mit Vitamin-C-reichen Früchten, und betreiben Sie regelmäßig Sport, damit die Muskeln die Gelenke entlasten können.
- Halten Sie sich bei Alkohol, Kaffee und Zigaretten zurück.

Bauchschmerzen

Darunter versteht man verschiedenste Beschwerden im Bauchraum, von Reizmagen über Blinddarmentzündung bis zu Darmverschluss. Hauptursache ist allerdings ein durch Völlerei oder durch Verzehr fetter oder verdorbener Speisen überforderter Magen. Vor allem Kinder leiden nach zu vielen Süßigkeiten oder kalten Getränken häufig daran.

Heilmittel zur innerlichen Anwendung

Symptome:
- **Schmerzen im Bauch, Blähungen und Druckgefühl**
- **Aufstoßen, Sodbrennen, Erbrechen und Völlegefühl**

Heilende Tees
Folgende Kräuter haben sich in Teeform bei Bauchschmerzen besonders bewährt: Pfefferminze, Kamille, Tausendgüldenkraut, Wermut und Kalmuswurzeln. 1 bis 2 Teelöffel des jeweiligen Krauts mit 1/4 Liter heißem Wasser übergießen, 5 Minuten ziehen lassen und mehrmals am Tag 1 Tasse davon trinken. Kalmuswurzeln müssen Sie zuerst über Nacht in kaltem Wasser ansetzen.

Bauchschmerzen wirksam vorbeugen

- Essen Sie langsam, und kauen Sie die Nahrung gründlich.
- Verzichten Sie auf Alkohol, Schokolade und Zigaretten. Ziehen Sie Früchtetees dem Kaffee vor.
- Essen Sie weniger fette Speisen, dafür aber mehr Ballaststoffe in Vollkornprodukten, Gemüse und Kartoffeln.

Anis-Kümmel-Milch
Ein Rezept für Kinder: 1/2 Teelöffel Kümmel mit 1/2 Teelöffel Anis in 1/4 Liter Milch geben, 5 Minuten aufkochen, abseihen und schluckweise trinken.

Heilerde
Heilerde wirkt besonders bei Reizmagen besänftigend. 2-mal täglich 1 Teelöffel Heilerde für den innerlichen Gebrauch nach dem Mittag- und Abendessen in stillem Mineralwasser oder Kräutertee aufgelöst trinken.

Bindehautentzündung

Die Bindehautentzündung ist meist auf allergische Reaktionen, Infektionen durch Viren oder Bakterien oder auf eine Reizung durch Sonnenlicht, Rauch, chlorhaltiges Badewasser oder Wind zurückzuführen. Lassen die Schmerzen innerhalb von zwei Tagen nicht nach, müssen Sie zum Arzt gehen.

Symptome:
- Rötung, Jucken, Brennen und Tränen der Augen
- Eiterausfluss bei Infektionen
- Zusätzliche Beschwerden im Nasen- und Rachenraum bei Allergien

Heilmittel zur äußerlichen Anwendung

Augentrost
1 Teelöffel getrocknetes Augentrost mit 1 Tasse kochendem Wasser übergießen, 5 Minuten ziehen, abkühlen lassen. Mit dem lauwarmen Tee mehrmals täglich Augenwaschungen (siehe Seite 59) oder feuchte Auflagen mit sauberen Baumwolltüchern durchführen.

Fencheltee
2 Teelöffel Fenchelfrüchte mit 1 Tasse kochendem Wasser übergießen, abseihen, mit warmem Wasser verdünnen und die Augen damit waschen.

Bindehautentzündung wirksam vorbeugen
- Meiden Sie Zugluft und offene Fenster.
- Tauchen Sie im Schwimmbad nicht mit offenen Augen.
- Arbeiten Sie nicht länger als eine Stunde durchgehend am Computerbildschirm.

Zwiebelabkochung
Bei akuter Bindehautentzündung kann die Zwiebel hilfreich sein.
2 geschälte, gehackte Zwiebeln so lange in frischer Milch mit etwas Honig kochen, bis sie sich vollständig aufgelöst haben. Mit der erkalteten Abkochung waschen Sie die Augen.

Blähungen

Symptome:
- Lufteinschlüsse im Darm
- Aufgeblähter Bauch
- Unangenehm riechende Darmwinde

Durch hastiges und zu viel Essen, schlechtes Kauen, wenig Bewegung und schwer verdauliche Lebensmittel sammeln sich Gase im Bauchraum an. Sie sind meist für die unangenehmen Darmwinde verantwortlich.

Heilmittel zur innerlichen Anwendung

Basilikumtee
1 bis 2 Teelöffel Basilikumblätter mit 1/4 Liter kochendem Wasser übergießen, 10 bis 15 Minuten ziehen lassen und täglich 1 Tasse davon trinken, entweder vor dem Essen oder vor dem Schlafengehen.

Ysoptee
1 bis 2 Teelöffel des geschnittenen, frischen oder getrockneten Ysopkrauts mit 1/4 Liter kochendem Wasser übergießen und etwa 5 Minuten ziehen lassen. Trinken Sie diesen Tee 2- bis 3-mal täglich vor dem Essen.

Blähungen vorbeugen

- Kümmel ist nicht nur ein leckeres Gewürz, sondern darüber hinaus auch ein klassischer Blähtreiber, der Sauerkraut, Rosenkohl oder Wirsing bereichern kann.
- Lassen Sie sich Zeit beim Essen, und schlingen Sie es nicht hinunter.

Fenchel, Anis, Kümmel

Wenn Sie häufig Blähungen haben, ist es ratsam, regelmäßig nach den Mahlzeiten einige Fenchel-, Anis- und Kümmelsamen zu essen. Darüber hinaus regt das die Verdauung an und vertreibt Mundgeruch.

Heilmittel zur äußerlichen Anwendung

Leibwickel

Zu Großmutters Ratschlägen gegen Blähungen gehört schließlich auch der Leibwickel (siehe Seite 48ff.). Damit er richtig wirken kann, sollte er 1/2 Stunde aufliegen.

Blasenentzündung

Da die Harnröhre der Frau wesentlich kürzer ist als die des Mannes und die Bakterien von der Mündung der Harnröhre dadurch schneller in die Blase gelangen, leiden hauptsächlich Frauen an Blasenentzündung. Auslöser ist meist eine Auskühlung des Unterleibs, die das Immunsystem schwächt, was den Bakterien in der Blase freie Fahrt lässt.

Symptome:
- Der Harndrang ist verstärkt, obwohl wenig Urin gelassen wird
- Schmerzen bis hin zu Krämpfen beim Wasserlassen
- Der Urin wird trübe oder auch blutig

Heilmittel zur innerlichen Anwendung

Viel trinken

Ganz wichtig ist, dass Sie sich übermäßig viel Flüssigkeit (ca. 3 Liter) zuführen, um die Krankheitserreger förmlich aus Blase und Harnwegen herauszuschwemmen.

Birkenblättertee

Birkenblättern wird eine stimulierende Wirkung auf die Harnproduktion zugeschrieben.

2 Teelöffel der getrockneten Birkenblätter mit 1/4 Liter kochendem Wasser überbrühen, 10 Minuten ziehen lassen und den Tee abseihen. Trinken Sie davon täglich 3 Tassen über einige Tage hinweg.

Blasenentzündung wirksam vorbeugen

- Wechselduschen, Trockenbürsten und viel Bewegung an der frischen Luft härten den Körper ab und beugen Entzündungen vor.
- Achten Sie auf warme Unterleibsbekleidung und warme Füße.

Heilmittel zur äußerlichen Anwendung

Wärme

Gleich bei den ersten Anzeichen sollten Sie mit Hilfe einer Wärmflasche oder eines heißen Heublumensacks die Blasengegend erwärmen. Auch heiße Sitzbäder können helfen.

Tip
Brunnenkresse wirkt blutreinigend und harntreibend. Sein pikanter Geschmack macht das Kraut zu einer idealen Beigabe im Salat. Allerdings ist es in hohen Dosen und auf Dauer genossen nicht nebenwirkungsfrei.

Zwiebelwickel

Die vielseitige Zwiebel kann entzündungshemmend und schmerzlindernd wirken. Bereiten Sie nach Anweisung (siehe Seite 55) ein Zwiebelsäckchen zu, und legen Sie es noch heiß auf die Blasengegend. Darüber wickeln Sie ein Wolltuch und legen sich gut zugedeckt ins Bett, bis der Wickel erkaltet ist.

Goldrutentee

2 bis 3 Esslöffel Goldrutenkraut mit 1/2 Liter kaltem Wasser übergießen, zum Sieden bringen und etwa 2 Minuten ziehen lassen. Den Tee abseihen und täglich 3 Tassen davon trinken.

Bluthochdruck

Erhöhten Blutdruck müssen Sie unbedingt ernst nehmen. Auch wenn die Beschwerden anfangs nicht auffallend sind, so werden auf Dauer die Blutgefäße durch die ständige Überbeanspruchung geschwächt. Dies ebnet den Weg für Krankheiten wie Arteriosklerose, Schlaganfall oder Herzinfarkt.

Symptome:
- **Bei mehreren Arztbesuchen wird ein Blutdruck von über 160/95 mmHg gemessen**
- **Schwindel, Atemnot, Schlafstörungen oder Leistungsabfall können Hinweise sein**

Heilmittel zur innerlichen Anwendung

Knoblauch

Auch die Wissenschaft hat mittlerweile das alte Wissen um die blutdrucksenkende Wirkung des Knoblauchs bestätigt. Essen Sie daher dauerhaft 1 bis 2 Zehen täglich, ersatzweise gibt es – geruchsfreie – Knoblauchpräparate aus der Apotheke.

Herzgespanntee

Wie sein Name vermuten lässt, hilft das Herzgespannkraut bei Erkrankungen von Herz und Kreislauf sowie bei Bluthochdruck.
1 Teelöffel des Krauts mit 1 Tasse kochendem Wasser überbrühen, kurz ziehen lassen, abseihen und täglich 2 Tassen davon trinken.

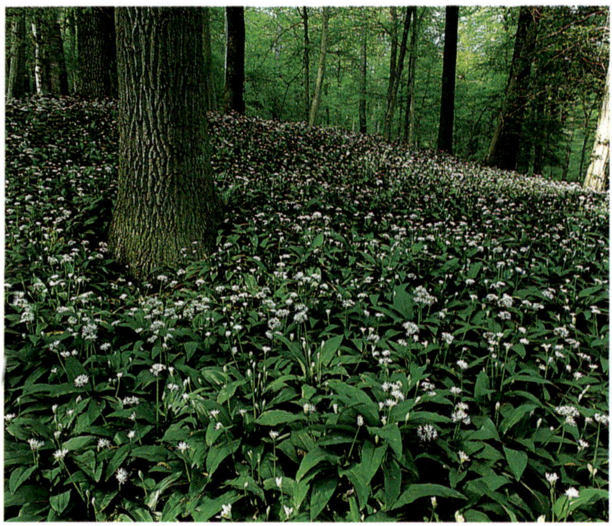

Der Vitamin-C-haltige Bärlauch, auch Waldknoblauch genannt, wird stets frisch verwendet.

Tip
Vegetarier haben im Durchschnitt weniger Probleme mit hohem Blutdruck als Fleischesser. Versuchen Sie deshalb, Ihren Fleischkonsum zu reduzieren.

Bluthochdruck wirksam vorbeugen

- Versuchen Sie, Ihr Leben entspannter zu gestalten: weniger Zeit- und Leistungsdruck sowie belastende Konflikte. Treiben Sie dagegen regelmäßig Sport.
- Halten Sie sich bei Fleisch und Zigaretten zurück.

Bärlauch
Essen Sie mehrmals über den Tag verteilt 1 Esslöffel fein gehacktes Bärlauchkraut.

Blutdrucktee
2 Teelöffel einer Mischung aus jeweils 25 Gramm Mistel, Zinnkraut, Knoblauch und Weißdorn mit kochendem Wasser überbrühen und kurz ziehen lassen. Trinken Sie täglich 1 bis 2 Tassen davon.

Bronchitis

Die Bronchitis ist eine akute oder chronische Entzündung der Bronchien, die meist im Zuge fieberhafter Erkältungen auftritt. Steigt das Fieber stetig an, ist der Gang zum Arzt unumgänglich. Es könnte sich auch um eine beginnende Lungenentzündung handeln.

Heilmittel zur innerlichen Anwendung

Huflattichtee
Er vermag die Hustenanfälle zu lindern.
1 Teelöffel Huflattichkraut mit 1/4 Liter kochendem Wasser überbrühen, 10 Minuten ziehen lassen und bei Bedarf 1 Tasse trinken.

Schleimlösender Tee
Veilchen, Anis, Fenchel und Schlüsselblume zählen zu den schleimlösenden Heilpflanzen.

Jeweils 1 Teelöffel der Pflanzen mit 1 Tasse kochendem Wasser übergießen und mehrere Tassen täglich trinken.

Zwiebelsirup
5 große Zwiebeln schälen, in Scheiben schneiden, mit 8 Esslöffeln gutem Bienenhonig in einer Schüssel ansetzen und unter häufigem Umrühren 1 Tag und 1 Nacht stehen lassen. Den Sirup in einer Flasche im Kühlschrank aufbewahren. Nehmen Sie bei akuten Beschwerden 3-mal täglich bis stündlich 1 Esslöffel ein.

Symptome:
- **Brennen auf der Brust, schmerzhafter Reizhusten**
- **Wenn der Husten leichter wird, löst sich der weiße Schleim und lässt sich abhusten**

Heilmittel zur äußerlichen Anwendung

Wickel und Bäder
Bei akuter Bronchitis können Brustwickel oder feuchte Wadenwickel (siehe Seite 50, 54f.) das Fieber senken. Begleitend sollten Sie 1-mal täglich ein ansteigendes Fuß- oder Armbad (siehe Seite 37) durchführen.

Senfbrei
2 Esslöffel Senfmehl mit Wasser zu einem dickflüssigen Brei verrühren, auf den oberen Rücken auftragen und ein feuchtes Tuch darüber legen. Wenn die Haut durch die ätherischen Öle des Senfs heiß und gerötet wird, waschen Sie sie mit warmem Wasser ab.

Bronchitis wirksam vorbeugen

- Essen Sie viele Holunderbeeren, Orangen und Kiwis. Sie enthalten Vitamin C, das vor Infektionen schützt. Vitamin A entfaltet eine spezielle Immunwirkung in den Schleimhäuten und kann am besten über Kürbis und Karotten aufgenommen werden.
- Stärken Sie in den Wintermonaten Ihr Immunsystem mit Sonnenhuttinkturen.

Durchfall

Unverträgliches Essen, Stress oder Aufregung, übermäßiger Alkohol- oder Zigarettenkonsum können u. a. zu Durchfall führen. Wenn er sich innerhalb von zwei bis drei Tagen nicht bessert, Fieber auftritt oder sich der Allgemeinzustand verschlechtert, sollten Sie diesen Warnhinweis ernst nehmen und einen Arzt aufsuchen. In jedem Fall ist viel Trinken geboten, um den Flüssigkeits- und Mineralienverlust auszugleichen.

Symptome:
- Dünnflüssiger Stuhl
- Häufiger Stuhlgang, öfter als fünfmal täglich

Heilmittel zur innerlichen Anwendung

Heidelbeerbrei
Bei Durchfall haben sich Heidelbeeren besonders bewährt, da ihre Gerbsäure das entzündete Darmgewebe zusammenzieht und festigt.
3 Esslöffel getrocknete Beeren und 2 Esslöffel Rohrzucker mit 1/4 Liter Rotwein übergießen, etwa 10 Minuten kochen lassen, bis ein dickflüssiger Brei entsteht. Immer wieder esslöffelweise einnehmen, bis die Beschwerden abgeklungen sind.

Holunderbeeren
Ebenso wirksam wie die Heidelbeeren sind die kleinen, schwarzen Holunderbeeren, entweder zu Brei gekocht oder getrocknet.

Durchfall wirksam vorbeugen

- Reduzieren Sie Ihren Kaffeekonsum, Koffein drückt nämlich Wasser in den Darm. Steigen Sie vermehrt auf Tees, vor allem Melissen-, Hagebutten- oder Pfefferminztee, um.
- Meiden Sie schwere Speisen vor der Nachtruhe.

Melissentee

Gerade bei Kindern ist Durchfall oft mit einer Übererregung verbunden, und dagegen hilft zunächst einmal die Melisse.

2 Teelöffel Melissenblätter mit 1/4 Liter kochendem Wasser übergießen, kurz ziehen lassen, abseihen, abgekühlt und mit Honig gesüßt zu trinken geben.

Eichenrindenabkochung

1 Teelöffel zerkleinerte Eichenrinde mit 1 Tasse kaltem Wasser ansetzen und 2 bis 3 Minuten kochen. Von dem Tee schluckweise 3-mal am Tag 1 Tasse trinken.

Pfefferminztee

Bei fast allen Beschwerden im Verdauungstrakt ist Pfefferminztee ein hilfreiches Heilmittel.

Erkältungen

Darunter versteht man eine Infektion der oberen Atemwege, die durch Viren verursacht wird. In der Regel wird man von den Viren, die ein anderer Mensch durch Niesen, Husten oder Hautkontakt abgibt, angesteckt. Ein schlimmerer Fall ist die so genannte Virusgrippe. Sie ist wesentlich gefährlicher, zeigt intensivere Beschwerden und gehört in jedem Fall in ärztliche Behandlung.

Symptome:
- Niesen, tropfende Nase, anschwellende Schleimhäute
- Leichte Hals- und Rachenschmerzen
- Virusgrippe: Verstärkung der Symptome, Kopf- und Gliederschmerzen, Fieber

Heilmittel zur innerlichen Anwendung

Lindenblütentee

Lindenblüten eignen sich hervorragend zum Ausschwitzen von Giftstoffen und Schlacken.

2 bis 3 Teelöffel Lindenblüten mit 1/4 Liter kochendem Wasser überbrühen, 10 Minuten ziehen lassen und dann abseihen. So heiß wie möglich trinken.

Erkältungen wirksam vorbeugen

- Stärken Sie Ihr Immunsystem mit morgendlichen Wechselduschen (siehe Seite 61f.).
- Nehmen Sie ausreichend Vitamin C zu sich, z. B. über Holunderbeeren, Kiwis, Orangen, Zitronen.

Kampferspiritus

Auch von der Wirkung des Kampferspiritus ist die Volksheilkunde überzeugt. Nehmen Sie alle 15 bis 30 Minuten 3 bis 5 Tropfen auf 1 Stück Würfelzucker ein.

Tip
Den weitaus höchsten Anteil an Vitamin C weisen exotische Früchte wie die Kapstachelbeere, die Papaya oder die Mango auf.

Heilmittel zur äußerlichen Anwendung

Gurgelwasser

Je 20 Gramm Malvenblätter, Salbei und Holunderblüten mischen. 2 Teelöffel davon mit heißem Wasser übergießen, abkühlen lassen und mehrmals damit gurgeln.

Fichtennadelbad

Besonders abends vor dem Schlafengehen wirkt ein 15-minütiges Vollbad (siehe Seite 41) mit einem Zusatz von Fichtennadelextrakt wahre Wunder.

Fieber

Fieber ist keine Krankheit an sich, sondern eine sinnvolle Maßnahme des Körpers zur Bekämpfung von Krankheitserregern. Sie sollte nur im Notfall, wenn die Temperatur bedrohlich ansteigt, bekämpft werden. Versuchen Sie es mit folgenden Hausmitteln.

Heilmittel zur innerlichen Anwendung

Himbeersaft

Frisch gepresster Himbeersaft zeigt schnell und zuverlässig seine Wirkung. Trinken Sie 1 bis 2 Gläser täglich,

Fieber wirksam vorbeugen

- Bringen Sie Ihren Körper durch Sport oder Saunabesuche zum Schwitzen. Das stärkt das Immunsystem und macht eingedrungenen Krankheitserregern das Leben schwer.

auch noch weitere 5 Tage lang nach Abklingen der Beschwerden.

Symptome:
- **Erhöhte Körpertemperatur (über 38 °C)**
- **Schwitzen und gerötete Gesichtshaut**
- **Schüttelfrost in schlimmeren Fällen**

Heilmittel zur äußerlichen Anwendung

Quarkwickel
Dieses »Antibiotikum« der Volksheilkunde überzeugt durch seine überragende Heilwirkung bei allen entzündlichen Erkrankungen. Legen Sie den Quarkwickel (siehe Seite 53f.) genauso wie den Wadenwickel an, bis der Quark trocken ist oder über Nacht.

Zwiebelsocken
Füllen Sie gehackte Zwiebeln in Baumwollsocken und tragen Sie sie über Nacht. Ebenso Erfolg versprechend sind in Essig getränkte Socken.

Gicht

Bei Gicht wird im Körper zu viel Harnsäure produziert, die nicht mehr abgebaut werden kann. Die Kristalle sammeln sich in erster Linie in Gelenken, Muskeln und Sehnen und sorgen dort für schmerzhafte Veränderungen. Gicht ist zwar vermutlich stark durch das Erbgut bedingt, auf den Verlauf der Krankheit kann aber entscheidend Einfluss genommen werden. Selbstverständlich gehört Gicht in ärztliche Behandlung, etliche volksheilkundliche Mittel können jedoch unterstützend wirken.

Gicht wirksam vorbeugen

- Essen Sie weniger Fleisch und Wurst, und wählen Sie eine überwiegend vegetarische Ernährung.
- Meiden Sie Alkohol, er erschwert die Harnsäureausscheidung.
- Betreiben Sie regelmäßig Sport, damit Ihre Muskeln gestärkt werden und die Gelenke entlasten können.

Heilmittel zur innerlichen Anwendung

Symptome:
- **Der Gichtschmerz kommt in Schüben, meist in der Nacht**
- **Die Haut wird rot und heiß, das betroffene Gelenk schwillt an und kann stark schmerzen**

Brennnesseltee
Wegen ihrer entschlackenden und entgiftenden Wirkung ist die Brennnessel bei Gicht das ideale Heilmittel. 2 Teelöffel getrocknete Brennnesselblätter oder -wurzeln mit 1/4 Liter kochendem Wasser überbrühen und 5 Minuten ziehen lassen. Morgens und abends je 1 Tasse lauwarm und in kleinen Schlucken trinken.

Angelikawein
4 bis 5 Esslöffel getrocknete Angelikawurzeln mit 1 Liter Wein ansetzen und einige Tage stehen lassen. Bei chronischer Gicht nehmen Sie mehrere Wochen lang täglich, bei akuten Anfällen 3 bis 4 Gläschen (0,1 Liter) ein, aber nicht länger als 3 Wochen hintereinander.

Heilmittel zur äußerlichen Anwendung

Rohe Zwiebeln
Einreibungen mit rohen Zwiebeln sowie mit frisch geschnittenen Zwiebeln gefüllte Leinensäckchen als Auflage können die Schmerzen lindern.

Heublumenbad und Heublumensack
Die Beschreibung dieser beiden wirkungsvollen Anwendungen finden Sie auf den Seiten 41f. und 51f.

Angelikabad
1 Hand voll getrocknete Angelikawurzeln in 1 Liter kaltes Wasser geben und 15 Minuten kochen. Den Absud dem Badewasser (37 bis 39 °C) beigeben und anschließend etwa 20 Minuten darin baden. Das Bad 2- bis 3-mal wöchentlich wiederholen.

Halsschmerzen

Halsschmerzen sind meist ein Symptom von Erkältungen. Um genau zu sein: Es handelt sich dabei um eine Entzündung der Rachenschleimhaut, die meist durch Viren ausgelöst wird.

Symptome:
- Trockenheit und Brennen im Hals- und Rachenbereich
- Sprech- und Schluckbeschwerden

Heilmittel zur innerlichen Anwendung

Honig
Nehmen Sie mehrmals täglich 1 Teelöffel Honig ein und lassen ihn langsam den Hals hinunterlaufen.

Salbeitee
Entzündungshemmend und schmerzlindernd wirkt Salbei auch bei Halsschmerzen.
3 Teelöffel zerkleinerte Salbeiblätter 5 Minuten in 1/2 Liter Wasser kochen, abseihen und mehrmals täglich davon 1 Tasse trinken.

Halsschmerzen wirksam vorbeugen
- Achten Sie darauf, dass die Luftfeuchtigkeit in Ihren Wohn- und Arbeitsräumen nicht dauerhaft unter 45 Prozent liegt, damit Ihre Schleimhäute nicht zu sehr austrocknen.
- Rauchen reduziert die Durchblutung der Schleimhäute und setzt wichtige Schutzmechanismen der Atemwege außer Kraft.

Heilmittel zur äußerlichen Anwendung

Alkoholwickel

96-prozentigen Alkohol zu gleichen Teilen mit destilliertem Wasser mischen, ein Leinentuch damit tränken und um den Hals binden. Darüber kommt ein trockener Wollschal.

Hautausschläge

Das sind meist Entzündungen der obersten Hautschichten in unterschiedlichsten Bildern und Graden. Die akuten und chronischen Ekzeme gehen oft mit starkem Hautjucken einher. Ursachen sind u. a. chemische Reize, Allergien und Störungen im Stoffwechsel.

Symptome:
- Gerötete, trockene Entzündung der Haut
- Im akuten Fall auch juckende und nässende Haut

Heilmittel zur äußerlichen Anwendung

Eichenrindenabkochung

Besonders bei nässenden Ekzemen, aber auch bei Schuppenflechte empfiehlt sich diese Anwendung.
1 Teelöffel Eichenrinde mit 1 Tasse kaltem Wasser ansetzen und 3 Minuten kochen. Mit 1/4 Liter abgekochtem Wasser verdünnen. Ein sauberes Baumwolltuch damit tränken und auf die betroffene Stelle auflegen. Mehrmals wechseln und 2- bis 3-mal täglich wiederholen.

Goldrutenkraut

Das zerkleinerte frische Blütenkraut auf die betroffene Hautstelle auflegen und mit einem Verband befestigen. 2-mal am Tag wechseln.

Hautausschlägen wirksam vorbeugen

- Pflegen Sie Ihre Haut mit schonenden, auf Ihren Hauttyp abgestimmten Mitteln. Trocknen Sie sich nach dem Duschen und Baden stets gründlich ab.

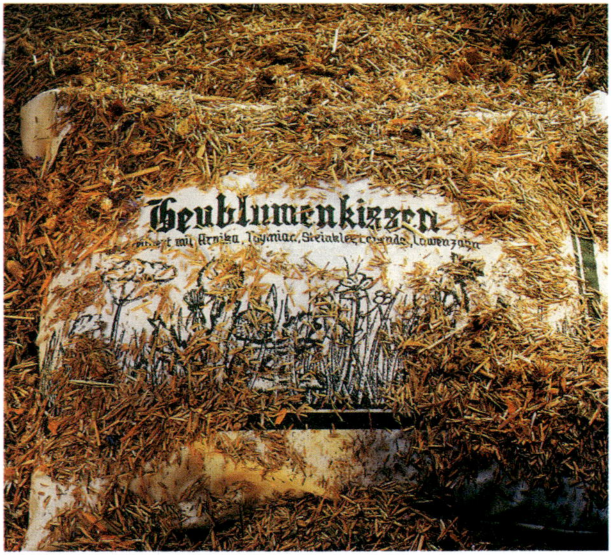

Heublumen: Seit sie von Pfarrer Kneipp in die Naturheilkunde eingeführt wurden, gehören sie zu den Standardarzneien.

Maulbeerabsud

Ein gutes Hilfsmittel bei juckenden Hautausschlägen. 100 Gramm Maulbeerbaumblätter in 5 Liter Wasser kochen, den Absud 3- bis 4-mal wöchentlich als Gesichtsdampfbad verwenden.

Rosskastanien

Kastanienpulver hilft gegen Hautausschläge und ist generell zur Pflege empfindlicher Haut geeignet.
2 bis 3 geschälte Rosskastanien im Mörser fein zerreiben und das Pulver dem Gesichtswaschwasser beigeben.

Hexenschuss

Die typischen, blitzartig einschießenden Schmerzen beschränken sich beim Hexenschuss auf den unteren Bereich der Lendenwirbelsäule und strahlen nicht – wie bei Ischiasproblemen – in die Beine aus. Falsche Bewe-

Tip

Ölhaltige Lebensmittel wie Avocados, Sojaprodukte, Bohnen, Oliven oder Mais liefern mehrfach ungesättigte Fettsäuren für die Bildung bestimmter Gewebshormone, die entzündungshemmend wirken.

Hexenschuss wirksam vorbeugen

- Betreiben Sie regelmäßig Sport, um Ihre Rückenmuskulatur zu kräftigen.
- Heben Sie Lasten nicht aus dem Kreuz, sondern gehen Sie möglichst in die Hocke.

Symptome:
- **Blitzartig ins Kreuz schießende Schmerzen blockieren die Lendenwirbelsäule**
- **Unfähigkeit, sich aus dem Stuhl oder aus einer gebückten Haltung zu erheben**

gungen, Bandscheibenprobleme, Kältereize am Rücken und langes Sitzen sind meist dafür verantwortlich.

Heilmittel zur äußerlichen Anwendung

Heublumensack
Ein heißer Heublumensack (siehe Seite 51f.) auf dem Lendenwirbelbereich vermag Wunder zu wirken.

Franzbranntwein und Johanniskrautöl
Zusätzliche Hilfe versprechen Einreibungen mit erwärmtem Franzbranntwein sowie mit Johanniskrautöl. Reiben Sie dazu morgens und abends den Bereich oberhalb des Pos ein.

Heublumenbad
500 Gramm Heublumen mit 2 Liter kaltem Wasser ansetzen, langsam zum Kochen bringen und 30 Minuten ziehen lassen. Den Absud dem Badewasser (36 bis 38 °C) beigeben. Nach dem 20-minütigen Vollbad waschen Sie sich mit kaltem Wasser ab.

Heißer Kartoffelsack
2 Kilogramm Kartoffeln mit der Schale kochen, zu Brei zerdrücken, diesen in einen Leinensack füllen und heiß auf den Rücken legen. Darüber kommen ein Handtuch und eine Wolldecke. Erst wieder abnehmen, wenn der Kartoffelsack vollkommen erkaltet ist.

Husten

Husten hat nahezu immer den einen Zweck: Fremdkörper aus den Atemwegen zu entfernen. Er wird reflexartig ausgelöst und kann ein Symptom für verschiedene Erkrankungen sein. Wenn Sie einen blutigen Auswurf abhusten und über 39 °C Fieber haben oder wenn sich die Beschwerden nach einer Woche nicht bessern, ist der Gang zum Arzt unvermeidlich. Beide Fälle könnten Anzeichen einer beginnenden Lungenentzündung sein.

Symptome:
- Kribbeln im Hals bei Reizhusten
- Schleimauswurf bei tiefsitzendem Husten
- Kratzender und trockener Husten bei Bronchitis

Heilmittel zur innerlichen Anwendung

Angelikatee
1 bis 2 Esslöffel klein geschnittene und getrocknete Angelikawurzeln mit 1/4 Liter kaltem Wasser ansetzen, 2 bis 3 Minuten kochen und nochmals die gleiche Zeit ziehen lassen. Abseihen, in kleinen Schlucken trinken.

Isländisch-Moos-Tee
1 Esslöffel Isländisch Moos mit 1/4 Liter kochendem Wasser übergießen, 5 Minuten ziehen lassen, abseihen. 2- bis 3-mal täglich 1 Tasse mit Honig gesüßt trinken.

Meerrettich
Geriebenen Meerrettich mit etwas Honig vermischen und täglich 1 bis 3 Teelöffel einnehmen.

Husten wirksam vorbeugen

- Kalte Füße sind oft der Vorbote von Husten. Achten Sie vor allem in der nasskalten Jahreszeit darauf, dass Sie auch bei längeren Spaziergängen oder beim Wintersport nie kalte Füße bekommen. Wenn doch, dann sofort ein warmes Fußbad (siehe Seite 38) nehmen.

Heilmittel zur äußerlichen Anwendung

Kartoffelwickel

2 bis 3 Kartoffeln weich kochen, zerdrücken, in ein Leinentuch binden und dieses so heiß wie möglich auf die Brust legen – so lange, bis die Kartoffeln erkaltet sind.

Kamillendampfbad

Bei Husten hilft eine Inhalation (siehe Seite 39) sowohl mit Kamille als auch mit Heublumen.
1 Hand voll Kamillenblüten bzw. Heublumen mit 1 Liter kochendem Wasser übergießen, etwas ziehen lassen.

Insektenstiche

Symptome:
- Stechender, starker Schmerz
- Die Umgebung der Stichstelle rötet sich und schwillt an
- Starker Juckreiz

Mückenstiche sind kein Grund zur Aufregung, da die rötlichen Schwellungen schnell wieder abklingen. Schlimmer sind Bienen- und Wespenstiche. Dabei werden Substanzen abgesondert, die eine starke Entzündung hervorrufen und Wasser ins Gewebe drücken. Bei allergischen Reaktionen sollte man sich umgehend in ärztliche Behandlung begeben.

Heilmittel zur äußerlichen Anwendung

Zucker und Speichel

Befeuchten Sie den Einstich mit Speichel, und reiben Sie die Stelle anschließend mit Zucker ein.

Insektenstichen wirksam vorbeugen

- Trinken Sie keine Getränke aus der Dose, sondern nur aus durchsichtigen Gläsern.
- Halten Sie sich im Sommer von Abfallkörben und Mülleimern fern.
- Laufen Sie nicht barfuß, auch wenn die blühende Wiese noch so einladend aussieht.

Zwiebel
Altbekannt und altbewährt: 1 Scheibe frische Zwiebel auf die Stichstelle gelegt, lindert die Schmerzen und bringt die Schwellung zum Abklingen. Zudem lässt sich der Stachel der Übeltäter, also Wespen, Bienen oder Hornissen, leichter herausziehen.

Melissensaft
Nach Entfernen des Stachels aus der Wunde tragen Sie Melissensaft auf.
Melissenblätter zwischen den Fingern zerdrücken, bis der Saft austritt, und damit mehrmals die Einstichstelle leicht einreiben.

Pfefferminzöl
Die ätherischen Öle der Pfefferminze kühlen, nehmen den Juckreiz und tragen zum schnelleren Abklingen der Schwellung bei.

Konzentrationsstörungen

Hauptsächlich zwei Faktoren sind dafür verantwortlich: Auf organischer Seite kann eine mangelnde Sauerstoffversorgung des Gehirns (z. B. durch falsche Ernährung, zu wenig Bewegung an frischer Luft), auf psychischer Seite eine Überlastung durch innere Konflikte, Angst oder falsche Denkmuster die Konzentrationsfähigkeit herabsetzen.

Symptome:
- Schwierigkeiten, sich auf eine Sache zu konzentrieren
- Vergesslichkeit, Lernschwäche, Blackout

Heilmittel zur innerlichen Anwendung

Lavendelwein
1 Esslöffel Lavendelblüten kurz in 1/2 Liter Wein aufkochen, abkühlen lassen und täglich vor und nach den Mahlzeiten 1 kleines Gläschen (jeweils etwa 0,1 Liter) trinken.

Konzentrationsstörungen wirksam vorbeugen

- Fordern Sie nicht zu viel von sich, sondern konzentrieren Sie sich auf die Dinge, die momentan wirklich wichtig für Sie sind.
- Gönnen Sie sich Pausen zwischen Ihren Aktivitäten. Auch ein Vollbad (siehe Seite 41) mit Kräuterzusätzen hilft, Abstand zu gewinnen, Körper und Gedanken zur Ruhe kommen zu lassen.

Heilmittel zur äußerlichen Anwendung

Brennnesselöl
30 Gramm Brennnesselblätterbrei mit 20 Gramm Olivenöl mischen. Damit täglich vor dem Schlafengehen Schläfen und Brust einreiben.

Kopfschmerzen

Symptome:
- Dumpfe, diffuse Schmerzen an Schläfen, Stirn und im Augenbereich

Kopfschmerzen können einerseits Begleiterscheinung anderer Krankheiten sein oder selbstständig auftreten. Dann spricht man z. B. von Spannungskopfschmerzen. Die Ursachen liegen meist im psychischen Bereich oder in falscher Körperhaltung.

Heilmittel zur innerlichen Anwendung

Wacholderbeertee
3 bis 4 Gramm Wacholderbeeren zerdrücken, mit 1 Tasse heißem Wasser überbrühen. 5 Minuten ziehen lassen und über einen längeren Zeitraum hinweg 3- bis 4-mal täglich 1 Tasse in kleinen Schlucken trinken.

Mandeln
Auch Mandelkerne haben sich bewährt: 5 bis 10 Stück roh oder gekocht essen.

Heilmittel zur äußerlichen Anwendung

Lavendelöl

Von Pfarrer Kneipp ist uns diese Anwendung bekannt: 2-mal täglich 5 Tropfen Lavendelöl auf 1 Stück Zucker geben und essen. Das Öl können Sie in der Apotheke kaufen.

Senffußbad

30 Gramm Senfmehl in 10 Liter heißes Wasser geben und die Füße 10 Minuten darin baden.

Meerrettichkompresse

Diese Kompresse ist ein äußerst probates Mittel. Sie hilft vor allem bei starken und immer wiederkehrenden Kopfschmerzen.

Frisch geriebenen Meerrettich auf ein Leinentuch streichen, dieses zusammenrollen und als Packung in den Nacken legen.

Tip

Ansteigende Fußbäder haben sich bei Kopfschmerzattacken bewährt, denn sie beeinflussen das vegetative Nervensystem günstig.

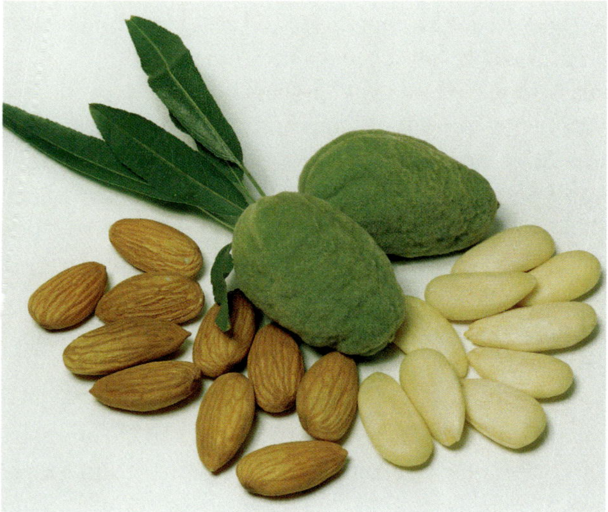

Nicht gerade arm an Kalorien, aber beruhigend und entspannend: die Mandeln.

Kopfschmerzen wirksam vorbeugen

- Bei durch Verkrampfung und Stress ausgelösten Kopfschmerzen gibt es nur ein Gegenmittel: Entspannen. Dazu sollten Sie grundsätzlich auf die richtige Körperhaltung achten, um Muskelverspannungen vorzubeugen, sowie hin und wieder mit beruhigenden Bädern Kopf und Körper relaxen.

Gesichtsguss
Schließlich kann auch der auf Pfarrer Kneipp zurückgehende Gesichtsguss (siehe Seite 45) helfen. Bei roten Äderchen im Gesicht sollte diese Anwendung allerdings nicht durchgeführt werden.

Krampfadern

Krampfadern, nahezu eine Volkskrankheit, sind erweiterte Beinvenen, die meist deutlich sichtbar unter der Haut verlaufen. Schlecht schließende Venenklappen verhindern den reibungslosen Rückfluss des Blutes zum Herzen und verursachen dadurch einen Stau.
Die Veranlagung dazu kann angeboren sein. Andererseits begünstigen Bewegungsmangel, Stehen, schlechte Vitaminversorgung und schließlich auch eine Bindegewebsschwäche das Entstehen der unschönen, schlängelnd verlaufenden »Krummvenen«. Auch die Einnahme der Antibabypille kann ihre Bildung fördern.

Tip
Verschaffen Sie Ihren Beinen so viel Bewegung wie möglich: Meiden Sie Aufzüge und Rolltreppen, nutzen Sie alle Gelegenheiten, um Treppen zu steigen.

Heilmittel zur innerlichen Anwendung

Zinnkrauttee
1 bis 2 Teelöffel des klein geschnittenen Zinnkrauts über Nacht mit 1/4 Liter kaltem Wasser ansetzen, morgens aufkochen und abseihen. Trinken Sie von diesem Tee einige Monate lang mehrere Tassen täglich.

Teemischung
Jeweils 40 Gramm Tausendgüldenkraut und Pfefferminzblätter mit 20 Gramm Wermut mischen, 1 Teelöffel davon mit 1 Tasse kochendem Wasser überbrühen. Trinken Sie 2- bis 3-mal täglich 1 Tasse davon.

Heilmittel zur äußerlichen Anwendung

Kräuterumschlag
Jeweils 2 Esslöffel getrocknete Spitzwegerich- und Arnikablätter 10 Tage in Branntwein einlegen. Machen Sie damit täglich Wadenwickel (siehe Seite 54f.).

Krampfadern wirksam vorbeugen

- Essen Sie viel Zwiebeln und Knoblauch. Ihre Wirkstoffe mindern die Produktion von Gerinnungsstoffen im Blut.
- Auch Vitamin C ist hilfreich, denn es stärkt die Venenwände.

Kalte Kniegüsse
Führen Sie mindestens 2-mal täglich kalte Kniegüsse durch (siehe Seite 46f.).

Symptome:
- Vergrößerte, schlängelnd verlaufende und verdickte bläulich rötliche Venen, die sich unter der Haut abzeichnen oder sich deutlich nach oben ausbeulen
- Entstehen meist an den Unterschenkeln
- In schlimmeren Fällen Neigung zu Blutstauungen und Ödembildung

Kreislaufstörungen

Rauchen, ungesunde Ernährung (zu viel Cholesterin und Fett), wenig Bewegung, Stress im Beruf und im Privaten – um nur einiges zu nennen – schwächen unseren Organismus und lassen ihn bei geringsten Anforderungen nicht mehr richtig funktionieren. Daneben spielen natürlich auch Erkrankungen wie Diabetes mellitus und Gicht eine wichtige Rolle. Der Gang zum Arzt wird unvermeidlich. Seine Therapie können Sie mit folgenden Hausmitteln unterstützen.

Heilmittel zur innerlichen Anwendung

Tip

Tabu bei Kreislaufproblemen sind der übermäßige Genuss von Schadstoffen wie Koffein, Nikotin und Alkohol. Achten Sie zudem auf eine ausgewogene Ernährung und regelmäßige, leichte Bewegung wie Spaziergänge, Schwimmen oder Rad fahren.

Kreislauftee

Je 20 Gramm Mistel, Schafgarbe, Weißdorn und Bärentraubenblätter in 1 Liter kaltes Wasser einlegen, über Nacht stehen lassen. Dann pro Tasse 2 Teelöffel der Mischung 5 Minuten kochen und 5 Minuten ziehen lassen. Täglich 3 Tassen über den Tag verteilt trinken.

Knoblauch

Knoblauch gilt seit jeher als bestes Mittel zur Vorbeugung von Gefäßerkrankungen. Schlucken Sie täglich eine Knoblauchzehe ganz hinunter – dadurch entfällt die Geruchsentwicklung.

Heilmittel zur äußerlichen Anwendung

Arnikatinktur

3 bis 4 Tropfen Arnikatinktur auf ein mit Wasser befeuchtetes Papiertaschentuch träufeln, und dieses vor dem Schlafengehen auf die Herzgegend auflegen.

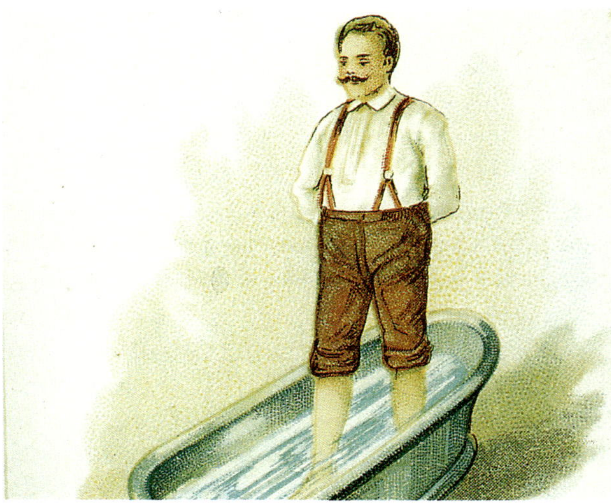

Pfarrer Kneipp löste mit seinen Wasseranwendungen Ende des 19. Jahrhunderts einen richtigen Boom aus.

Kreislaufstörungen wirksam vorbeugen

- Die Wirkstoffe in Zwiebel und Knoblauch mindern die Produktion von Gerinnungsstoffen im Blut und beugen damit Durchblutungsstörungen vor.
- Warten Sie nicht erst die Beschwerden ab, sondern machen Sie Wassertreten und Wechselgüsse zu regelmäßigen, täglichen Anwendungen.

Symptome:
- **Neigung zu Schwindel, Ohnmacht**
- **Herzbeschwerden, niedriger Blutdruck**
- **Durchblutungsstörungen**

Rosmarinfußbad
Rosmarin wirkt auf den geschwächten Kreislauf: Gegen die dafür typischen kalten Füße hilft schnell ein Fußbad (siehe Seite 38) mit Rosmarinextrakt aus der Apotheke.

Wasseranwendungen
Ganz nach Pfarrer Kneipp: Probieren Sie es mit Tau- und Wassertreten (siehe Seite 62f.). Auch kalte Kniegüsse und Wechselgüsse (Seite 46f.) regen den Kreislauf und die Durchblutung an.

Menstruationsbeschwerden

Schmerzen während der Periode können durch Verhütungsmittel wie Spirale und Antibabypille oder durch gutartige Wucherungen ausgelöst werden. Oft sind sie auch im Zusammenhang mit seelischen Problemen zu sehen, durch die sich die inneren Geschlechtsorgane, vor allem die Gebärmutter, verkrampfen. Bei regelmäßig schmerzhaft verlaufenden Periodenblutungen sollten Sie Ihren Frauenarzt aufsuchen.

Heilmittel zur innerlichen Anwendung

Frauenmanteltee
Nomen est omen. Seit frühesten Zeiten wurde Frauenmantel gegen verschiedenste Frauenleiden eingesetzt.

Menstruationsbeschwerden vorbeugen

- Ernähren Sie sich mit magnesiumhaltigen Lebensmitteln wie Obst und Gemüse. Magnesium zeigt eine krampflösende Wirkung.
- Verzichten Sie während der Periode auf Koffein und Nikotin. Sie verengen die Blutgefäße und erschweren dadurch die Entspannung.

Symptome:
- **Gebärmutterkrämpfe mit starken Unterleibsschmerzen**
- **Starke Regelblutung**
- **Erschöpfungszustände**
- **Kopf- und Rückenschmerzen**

1 Esslöffel Frauenmantelkraut (trocken oder frisch) mit 1/4 Liter kochendem Wasser überbrühen, 10 Minuten ziehen lassen und mehrmals täglich 1 Tasse trinken.

Blutwurztee
Er hilft bei Brustspannen und -schmerzen.
1 Teelöffel des Wurzelpulvers mit 1/2 Liter Wasser 30 Minuten aufkochen, abseihen. Den Tee kalt werden lassen und 3- bis 6-mal täglich 1 Teelöffel einnehmen.

Heilmittel zur äußerlichen Anwendung

Baldriantinktur
1 Teelöffel Baldriantinktur in 1 Glas lauwarmem Wasser verrühren, damit ein Leinentuch tränken, das Sie auf den Unterleib legen.

Schafgarbenbad
1 bis 2 Hand voll zerkleinertes Schafgarbenkraut mit 2 bis 3 Liter kochendem Wasser überbrühen, den Sud nach 1/4 Stunde abseihen und dem Badewasser zufügen.

Warme Anwendungen
Warme Fußbäder am Abend sowie Heizkissen, Wärmflasche oder Heublumensack entkrampfen durch die erwärmende Wirkung und lindern die Schmerzen.

Mundschleimhautentzündung

Eine durch Bakterien und Vireninfektionen begünstigte Entzündung der Mundschleimhaut ist zwar recht harmlos, aber unangenehm. Sie weist darüber hinaus auf eine bestehende Abwehrschwäche hin.

Symptome:
- Rote und geschwollene Mundschleimhaut
- Fauliger Mundgeruch
- Geschwollene Zahnfleischränder und Vereiterungen

Heilmittel zur äußerlichen Anwendung

Goldrutenkraut
1 Teelöffel des Krauts mit 1 1/2 Tassen kochendem Wasser übergießen, etwas abkühlen lassen. Gurgeln oder spülen Sie den Mund damit täglich.

Arnikatinktur
Spülen und gurgeln Sie mit der Arnikatinktur (aus der Apotheke) stündlich.

Eibischblättertee
1 Teelöffel der Blätter mit 1/4 Liter kochendem Wasser übergießen und lauwarm damit gurgeln.

Eichenrindenabkochung
1 Teelöffel zerkleinerte Eichenrinde mit 1 Tasse kaltem Wasser ansetzen und 2 bis 3 Minuten kochen lassen. Mehrmals am Tag einige Minuten mit der lauwarmen Abkochung gurgeln.

Mundschleimhautentzündung wirksam vorbeugen

- Stärken Sie Ihre Abwehrkraft durch Vitamin C in Kiwis, Zitronen oder Orangen.
- Achten Sie auf eine gute Mundhygiene, und pflegen Sie Ihre Zähne regelmäßig.

Nasenbluten

Äußere Krafteinwirkungen, heftiges Schnäuzen oder Niesen sowie Verletzungen der Nasenschleimhaut sind in der Regel die Ursachen für Nasenbluten. Bei lang anhaltendem oder gar regelmäßig auftretendem Nasenbluten muss ein Arzt aufgesucht werden.

Symptome:
- Mehr oder weniger starkes Bluten aus einem oder beiden Nasenlöchern
- Eventuell Kopfschmerzen

Heilmittel zur äußerlichen Anwendung

Eichenrindentamponade
Einen Wattebausch mit Eichenrindenabkochung tränken und vorsichtig in das blutende Nasenloch führen. Nach 5 Minuten einen neuen Tampon in das Nasenloch führen.
Für die Abkochung 1 Teelöffel Eichenrinde mit 1 Tasse kaltem Wasser ansetzen und 2 bis 3 Minuten kochen lassen.

Nasenbluten wirksam vorbeugen

- Verzichten Sie auf Nahrungsmittel wie Kaffee, Tee, Mandeln, Rosinen, Äpfel, Beeren, Kirschen, Tomaten und Gurken. Sie enthalten Salizylat, das die Blutgerinnung verschlechtert.

Kalte Nackenkompresse
Ein Tuch mit kaltem Wasser tränken, auswringen und in den Nacken legen. Durch die Kälte verengen sich die Blutgefäße und die Blutung wird gestoppt.

Frischer Zitronensaft
Reinigen Sie das blutende Nasenloch mit kaltem Wasser, und spritzen Sie anschließend ganz frischen Zitronensaft hinein.

Der Papiertrick
Legen Sie ein kleines saugfähiges Papierchen unter die Zunge. Dies löst einen Reiz aus, durch den sich die kleinen Blutgefäße in der Nasenschleimhaut zusammenziehen und das Nasenbluten aufhört.

Nasennebenhöhlenentzündung

Die Schleimhaut der Nasennebenhöhlen produziert eine Flüssigkeit, die in der Regel in die Nase abfließt. Bei einer Entzündung durch Erkältung oder grippalen Infekt verstopft der ableitende Gang. Die Folge ist ein Schleimstau in den Nasennebenhöhlen – der ideale Nährboden für Bakterien. Auch psychische Belastungen, die das Abwehrsystem schwächen, spielen eine Rolle.

Symptome:
- Starker Schnupfen, Kopfschmerzen
- Gefühl, nicht frei durch die Nase atmen zu können
- Druckschmerz ober- und unterhalb der Augen

Heilmittel zur äußerlichen Anwendung

Quark-Meerrettich-Auflage
Meerrettich hat die Eigenschaft, Schleimhäute zum Abschwellen zu bringen und ist bei Nasennebenhöhlenentzündungen das Mittel der Wahl.
Etwas Speisequark mit 1 Esslöffel frisch geriebenem Meerrettich vermischen und fingerdick auf ein Leinentuch streichen. Als Kompresse 10 bis 15 Minuten auf den Stirn- oder Kieferhöhlenbereich legen.

Nasennebenhöhlenentzündung wirksam vorbeugen

- Stärken Sie Ihr Immunsystem durch morgendliches Wechselduschen.
- Verzichten Sie auf Zigaretten. Der Rauch schädigt die Schleimhäute und die Schutzbehaarung der Atemwege, das Nikotin schwächt die Abwehrkraft.

Salzwasser

2 Teelöffel Salz in 1 Glas warmes Wasser geben und mehrmals täglich eine Nasenspülung (siehe Seite 60) durchführen.

Kamillenkopfdampfbad

Wegen seiner beruhigenden und schmerzlindernden Wirkung ist auch das Kopfdampfbad (siehe Seite 39) mit Kamillentee hilfreich.
Überbrühen Sie 2 Teelöffel getrocknete Kamillenblüten mit 1 Tasse kochendem Wasser, und lassen Sie das Bad etwas abkühlen.

Nervosität

Nervös bedingte Gesundheitsstörungen, Gereiztheit – darüber klagen heute immer mehr Menschen. Bei unserer hektischen Lebensweise ist das auch kein Wunder. Großmutters Hausrezepte bieten eine wirksame Alternative zu den chemischen Psychopharmaka. Besser wäre es natürlich, wenn Sie grundsätzlich eine andere Gangart in Ihr Leben bringen würden.

Symptome:
- **Herzklopfen, Schlafstörungen, häufige Kopfschmerzen, Magendruck, zittrige Hände**
- **Unruhe, Konzentrationsschwierigkeiten, mangelnde Fähigkeit zum Zuhören und Entspannen**

Heilmittel zur innerlichen Anwendung

Fencheltee

Kindern, die schlecht einschlafen oder unruhig sind, weil sie zahnen, oder an anderen, nicht eindeutig lokalisierbaren Beschwerden leiden, hilft ein Fencheltee.

Nervosität wirksam vorbeugen

- Versorgen Sie sich ausreichend mit »Bioberuhigern«, die Ihr Nervensystem intakt halten. Ein solcher ist Lezithin, das Sie u. a. in Sonnenblumenkernen, Weizenkeimen, Bierhefe oder Buttermilch finden.

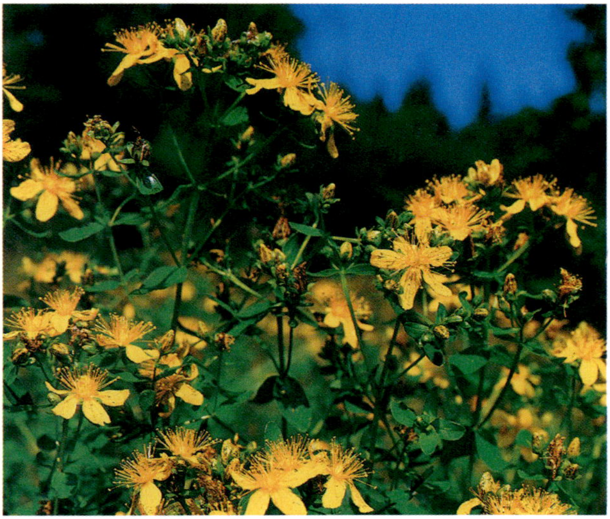

Die besten Heilkräfte – so sagt man – besitzt das goldgelbe Johanniskraut am Sonnwendtag.

2 Teelöffel Fenchelfrüchte mit 1 Tasse kochendem Wasser übergießen, abseihen und nach Bedarf 2- bis 3-mal am Tag 1 Tasse verabreichen.

Baldriantee

2 Teelöffel Baldrianwurzeln mit 1 Tasse abgekochtem Wasser übergießen und mehrere Stunden ziehen lassen. Während 3 bis 4 Wochen täglich 1 Tasse trinken.

Johanniskrauttinktur

Auch bei Nervosität ist Johanniskraut das geeignete Mittel. Nehmen Sie mehrmals pro Tag 10 Tropfen in 1 Esslöffel Wasser gelöst über mehrere Wochen ein.

Heilmittel zur äußerlichen Anwendung

Lavendelbad

Nutzen Sie die entspannende Wirkung dieser Heilpflanze in Form eines Vollbades.

Tip

Am besten ist es, wenn Sie das Lavendelbad abends vor dem Schlafengehen nehmen. Dann kann es seine volle Wirkung entfalten, und darüber hinaus ist Ihnen ein erholsamer und tiefer Schlaf garantiert.

200 Gramm echten Lavendel mit 3 Liter siedendem Wasser aufgießen, 10 Minuten ziehen lassen, abseihen und die Pflanzenteile ausdrücken. Den Absud dem Badewasser (36 bis 39 °C) beigeben und 15 bis 20 Minuten baden. Auch Bäder mit Kamille, Holunderblüten oder Kalmuswurzeln leisten bei Nervosität hilfreiche Dienste.

Niedergeschlagenheit

Die ganze Welt scheint unterzugehen, die Stimmung verdüstert sich immer mehr, man hat zu gar nichts mehr Lust und ist verzweifelt – das kommt immer wieder einmal vor, und die Volksheilkunde weiß hier etliche Mittelchen, die einem aus dem seelischen Tief helfen können. Bei länger anhaltenden depressiven Phasen ist jedoch ein Facharzt aufzusuchen.

Symptome:
- Gefühl von Kraft- und Machtlosigkeit
- Schon bei geringsten Anlässen Verzweiflung und Ängste
- Müdigkeit

Heilmittel zur innerlichen Anwendung

Johanniskraut
Dieser Stimmungsaufheller wirkt sowohl als Tee als auch in Kapselform – allerdings nur über einen längeren Zeitraum hinweg eingenommen.

Baldrian-Melissen-Tee
2 Teelöffel Baldrianwurzel und Melissenblätter mit 1/4 Liter kochendem Wasser übergießen. Zugedeckt 15 Minuten ziehen lassen und warm trinken.

Zimt
Auch dem Zimt wird eine stimmungsaufhellende Wirkung zugeschrieben.
1 Messerspitze gemahlenen Zimt auf 1 Stückchen Brot streuen und essen. Der Zimt wird bereits über die Mundschleimhaut in den Körper aufgenommen, deswegen sollten Sie besonders gut kauen und einspeicheln.

Niedergeschlagenheit wirksam vorbeugen

- Sorgen Sie für ausreichend Licht. Auslöser der verbreiteten Winterdepression z. B. ist schlichtweg Lichtmangel.
- Setzen Sie sich realistische Ziele und verabschieden Sie sich von Plänen, die Sie nie verwirklichen können.

Tip
Hildegard von Bingen rät bei Stimmungstief auch zu Königskerzenkraut oder -blüten als Gewürz zu Fleisch- und Fischgerichten. Dabei sollten Sie jedoch keine anderen Gewürze zusätzlich verwenden.

Heilmittel zur äußerlichen Anwendung

Kreislaufanregende Wasseranwendungen
Wassertreten, Taulaufen, kalte Waschungen und Wechselgüsse bringen – regelmäßig angewendet – nicht nur den Kreislauf, sondern auch die Psyche in Hochform.

Niedriger Blutdruck

Zu niedriger Blutdruck kann konstitutionell oder anlagebedingt sein. Er stellt noch kein gesundheitliches Risiko dar und gilt beispielsweise in England gar nicht als Krankheit. Wenn Sie aber an unangenehmen Begleiterscheinungen leiden (siehe Seite 110), sollten Sie doch auf Großmutters Hilfsmittel zurückgreifen.

Heilmittel zur innerlichen Anwendung

Weißdornblütentee
1 Teelöffel getrocknete Blüten mit 1 Tasse kochendem Wasser übergießen und täglich 2 bis 3 Tassen trinken.

Niedrigem Blutdruck wirksam vorbeugen

- Gewöhnen Sie sich an, täglich morgens Frühgymnastik zu betreiben, um den Kreislauf in Schwung zu bringen. »Rad fahren« im Bett und einige Kniebeugen zeitigen bereits recht gute Wirkung.

Heilmittel zur äußerlichen Anwendung

Symptome:
- Der Messwert liegt bei Männern unter 110/60 mmHg, bei Frauen unter 100/60 mmHg
- Müdigkeit, Mattigkeit
- Konzentrationsschwäche
- Kalte Hände und Füße
- Schwindelgefühle bei zu schnellem Aufstehen

Senfmehlfußbad

Es hilft ausgezeichnet gegen die typischen kalten Füße des Hypotonikers.
2 Hand voll Senfmehl in eine große Schüssel mit warmem Wasser geben und die Füße 10 bis 15 Minuten darin baden. Danach gut abtrocknen und dicke Wollsocken anziehen.

Rosmarinbad

Ein Vollbad (siehe Seite 41) mit Rosmarinzusatz wirkt kreislaufanregend und blutdrucksteigernd.
2 Teelöffel Rosmarinblätter mit 1 Tasse heißem Wasser übergießen, 1/4 Stunde ziehen lassen und dem Badewasser beigeben.

Wechselduschen

Duschen Sie 1 Minute so heiß wie möglich und danach 3 bis 10 Sekunden kalt. Mehrmals wiederholen und mit der Kaltdusche abschließen.

Ohnmachtsanfall

Eine Mangeldurchblutung des Gehirns – ausgelöst durch Schreck, Schmerzen, Hunger, Blutdruckabfall – führt zu einem kurzzeitigen Bewusstseinsverlust. Der Ohnmacht gehen jedoch einige Anzeichen voraus, deren Beachtung eine Bewusstlosigkeit in letzter Sekunde verhindern kann: starkes Schwitzen am ganzen Körper, kalter Schweiß auf der Stirn, Herzklopfen, Schwindelgefühl, Augenflimmern.

Erste Hilfe

Legen Sie den Ohnmächtigen auf den Rücken, und lagern Sie seine Beine höher als den Kopf. Lockern Sie die

Ohnmacht wirksam vorbeugen

- Sobald Sie erste Anzeichen einer Ohnmacht verspüren, setzen bzw. legen Sie sich sofort hin, und lagern Sie die Beine etwas höher als den Kopf.
- Wenn Sie grundsätzlich unter niedrigem Bludruck oder Kreislaufschwäche leiden, sollten Sie immer vorsichtig und langsam aufstehen.
- Trainieren Sie Ihren Kreislauf durch regelmäßige Saunabesuche und Sport.

Kleidung, vor allem enge Gürtel und Krawatten. Öffnen Sie die Fenster, um frische Luft hereinzulassen.

Symptome:
- **Kurzzeitiger Bewusstseinsverlust**
- **Der Körper verliert seine Muskelspannung und fällt um**

Heilmittel zur äußerlichen Anwendung

Kaltes Wasser
Besprengen Sie das Gesicht des Ohnmächtigen vorsichtig mit kaltem Wasser, und wischen Sie mit einem feuchtkalten Lappen über Stirn und Schläfen. Auch ein Eisbeutel ist dafür geeignet.

Hoffmannstropfen
Halten Sie dem Ohnmächtigen ein Fläschchen Hoffmannstropfen (aus der Apotheke) unter die Nase. Sobald er wieder bei Bewusstsein ist, geben Sie ihm 20 bis 30 Hoffmannstropfen auf 1 Glas lauwarmes Wasser zu trinken.

Ohrenschmerzen

Ohrenschmerzen können die unterschiedlichsten Ursachen haben. Sie müssen deshalb wie Zahnschmerzen vom Arzt untersucht werden. Erst wenn der Grund Ihrer Beschwerden abgeklärt ist, empfiehlt sich eine unterstützende Behandlung mit Hausrezepten.

Ohrenschmerzen wirksam vorbeugen

- Stärken Sie vor allem im Winter Ihr Immunsystem mit Vitamin-C-haltiger Kost.
- Kurieren Sie Erkältungen richtig aus, damit es erst gar nicht zu Ohrenentzündungen kommen kann.

Symptome:
- Entzündung: pulsierende Ohrenschmerzen und eventuell Geräusche im Ohr
- Ohrensausen: Sausen, Klingelgeräusche im Ohr

Heilmittel zur äußerlichen Anwendung

Knoblauch
Vor dem Zubettgehen hacken Sie 1 Knoblauchzehe sehr fein und drehen sie mit Watte zu einem kleinen Pfropfen, den Sie in das schmerzende Ohr schieben. Decken Sie dann das Ohr mit einem Wollschal zu.

Zwiebelwickel
1 Zwiebel fein hacken und in ein Taschentuch füllen, das Sie zu einem Säckchen zusammenbinden und in ruhiger Seitenlage auf das schmerzende Ohr legen.

Melissentee
Diese Spülung mit Melissentee empfiehlt sich vor allem für kleine Kinder.
1 Teelöffel Melissenblätter mit 1/2 Tasse kochendem Wasser übergießen und die Mischung vorsichtig in das schmerzende Ohr träufeln.

Prellungen und Verstauchungen

Beim harmlosen Herumtoben im Garten, beim Sport, oder schnell einmal mit dem hohen Absatz umgeknickt: Verstauchungen, Bänderzerrungen und Prellungen passieren immer dann, wenn man gar nicht damit rechnet und auch gar nicht weiß, was man dagegen tun kann. Die richtige und schnelle erste Hilfe ist dabei aber besonders wichtig.

Heilmittel zur äußerlichen Anwendung

Eisbeutel

Die erste und wichtigste Hilfe ist nach wie vor der Eisbeutel.

Füllen Sie 10 bis 12 Eiswürfel in einen Waschhandschuh, und binden Sie diesen zu. Legen Sie dann den Eisbeutel auf die verletzte Stelle (10 Minuten, dann 5 Minuten Pause, um die Haut nicht zu unterkühlen), so lange, bis das Eis vollkommen geschmolzen ist.

Arnika

Arnika ist das Mittel der Wahl bei verschiedensten Verletzungen. Es lindert den Schmerz und nimmt die Schwellung.

1 Esslöffel Arnikatinktur mit 1/4 Liter Wasser verdünnen, ein Leinentuch damit tränken und auf die verletzte Stelle legen.

Tip

Blaue Flecken durch Sturz oder Anstoßen heilen schneller, wenn man sie mit Wollfett (Lanolin, aus der Apotheke) einreibt und einen kühlenden Umschlag darüber legt.

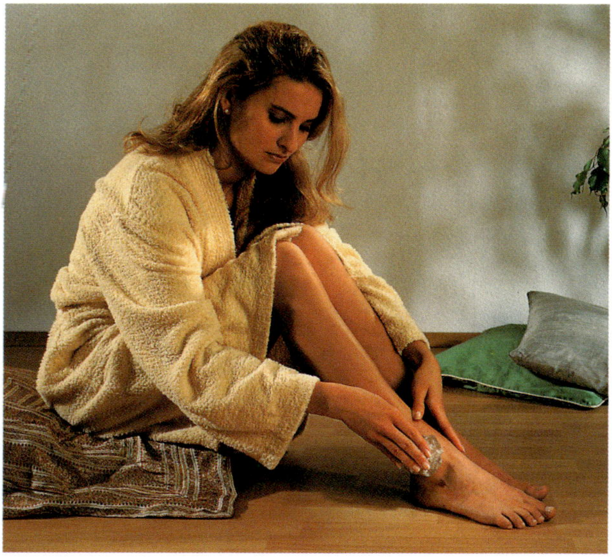

Bei richtiger Pflege heilen Prellungen rasch ab. Heilerde und Arnika gehören zu den besten Hilfsmitteln.

Verstauchungen und Prellungen wirksam vorbeugen

- Achten Sie beim Sport auf die richtige Kleidung und auf das richtige Schuhwerk.
- Wärmen Sie sich vor dem Sport gut auf.

Symptome:
- **Schmerzen im betroffenen Gelenk**
- **Sofortige starke Schwellung, die sich später verfärbt**
- **Die Bewegung ist stark eingeschränkt**

Franzbranntwein

Viele schwören geradezu auf ihn. Fügen Sie dem Franzbranntwein etwas Kochsalz zu, tränken Sie damit ein Leinentuch, und legen Sie es auf die verletzte Stelle.

Kalte Heilerdeauflage

3 Esslöffel Heilerde (für den äußerlichen Gebrauch) mit etwas Wasser zu einem Brei verrühren, und diesen auf das verletzte Gelenk auftragen. Ein Handtuch darüber binden, und die Auflage alle 30 Minuten wiederholen.

Quarkumschlag

250 Gramm Speisequark zwischen 2 Stofftaschentücher schichten, mit einem Frühstücksbrettchen platt klopfen und auf das verletzte Gelenk legen. Mit einem Handtuch darüber so lange aufliegen lassen, bis der Quark eingetrocknet ist.

Rheumatische Beschwerden

»Rheuma« ist der pauschale Begriff für entzündliche, degenerative und schmerzhafte Erkrankungen vor allem von Gelenken, aber auch Weichteilen sowie inneren Organen. Einer der Auslöser ist vermutlich eine Störung im Immunsystem. Gegen dieses »Zipperlein«, das so gering gar nicht ist, weiß auch die Volksmedizin einiges beizutragen. Bei stärkeren und anhaltenden Schmerzen müssen Sie auf jeden Fall einen Arzt konsultieren.

Heilmittel zu innerlichen Anwendung

Brennnesselsaft

Er ist aufgrund seiner entschlackenden und blutreinigenden Wirkung ideal bei »Rheuma«. Verdünnen Sie den Saft (aus der Apotheke) mit etwas Wasser, und nehmen Sie täglich 1- bis 3-mal 1 Teelöffel davon ein.

Fichtenspitzenwasser

1 Hand voll Fichtentriebe klein schneiden und in 1/2 Liter Wasser kräftig auskochen und abseihen. Der Absud, den Sie über den Tag verteilt löffelweise einnehmen sollten, schmeckt zwar etwas bitter, das tut aber seiner Wirkung keinen Abbruch.

Symptome:
- **Schmerzen in Muskeln und Gelenken**
- **Rheumaknoten unter der Haut**
- **Zerstörung von Gelenkknorpeln und Knochen im fortgeschrittenen Stadium**

Heilmittel zur äußerlichen Anwendung

Moorpackung

Den Moorextrakt (aus der Apotheke) mit kaltem Wasser zu einem dicken Brei verrühren und diesen 2- bis 3-mal täglich auftragen. Zusätzlich empfehlen sich Moorbäder (siehe Seite 42).

Melissengeist

Entweder als Einreibung oder als Auflage empfahlen ihn unsere Großmütter.

Bei nichtentzündlichen Schmerzen 1 Esslöffel Melissengeist auf 1/2 Liter kaltes oder heißes Wasser geben und

Rheumatischen Beschwerden wirksam vorbeugen

- Eine gesunde, ballaststoffreiche Ernährung mit vielen Vitaminen stärkt die Konstitution.
- Betreiben Sie sanfte Ausdauersportarten wie Schwimmen, Rad fahren oder Wandern.

die schmerzenden Stellen einreiben. Bei entzündlichen Schmerzen damit ein Tuch tränken, und dieses auf die erkrankte Stelle legen.

Heublumenbad
Auch das Heublumenbad bringt spürbare Linderung und nachhaltige Besserung der Beschwerden. Lesen Sie die Zubereitung auf Seite 41f. nach.

Salzbad
Auch das Salzbad gehört zu den altbewährten Anwendungen, allerdings bei nichtentzündlichem Rheuma. Geben Sie einfach dem Badewasser 1 bis 2 Kilogramm Salz zu. Dieses Bad bewirkt eine intensive und schmerzlindernde Durchblutung.

Schlaflosigkeit

Symptome:
- Schwierigkeiten beim Einschlafen, Durchschlafen und Ausschlafen

Sie sind todmüde und wollen nur noch ins Bett fallen und einschlafen – und genau das gelingt Ihnen nicht. Sie wälzen sich hin und her, hängen Gedanken und Erlebnissen nach und können nicht abschalten. Sie wachen mitten in der Nacht auf und kommen nicht mehr zum Schlummern, obwohl Sie noch längst nicht ausgeschlafen sind. Gegen diese weit verbreiteten Probleme, die häufig, aber nicht immer mit Stress und Überlastung zu erklären sind, hat die Volksheilkunde etliche Tricks auf Lager, die Sie ausprobieren sollten, bevor Sie zu chemischen Mitteln greifen.

Heilmittel zur innerlichen Anwendung

Hopfentee
1 bis 2 Hopfenzapfen mit 1/4 Liter kochendem Wasser übergießen, 10 Minuten ziehen lassen, abseihen. 1 Tasse mit Honig gesüßt, vor dem Schlafengehen trinken.

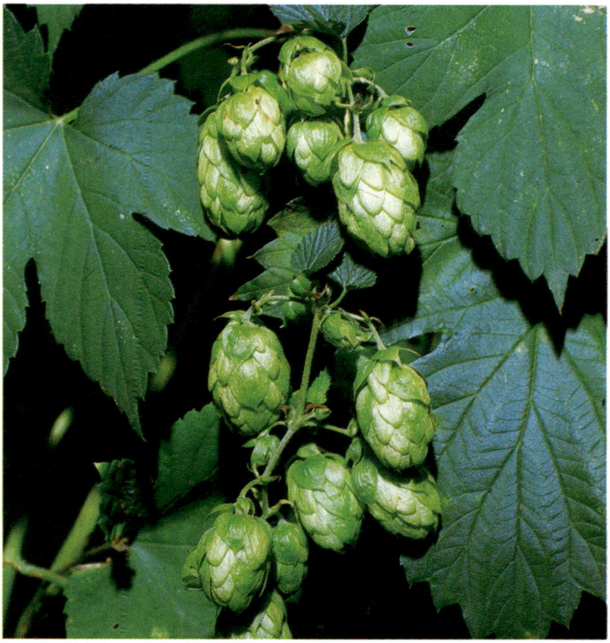

Hopfen macht müde – nicht nur dann, wenn er in Form von Bier eingenommen wird.

Schlaftee

Jeweils 1/2 Teelöffel Johanniskraut, Melisse und Enzian mit 1 Tasse kochendem Wasser aufgießen und 1 Teelöffel Baldriantinktur zugeben. Ebenfalls vor dem Schlafengehen trinken. Alternativ eignet sich eine Mischung aus 100 Gramm Orangenblättern und je 20 Gramm Baldrian und Melisse. 1 Teelöffel mit 1 Tasse kochendem Wasser übergießen.

Baldriantinktur

Das Beruhigungsmittel par excellence ist vor allem bei Einschlafstörungen wirksam. Vor dem Schlafengehen nehmen Sie 20 bis 30 Tropfen Baldriantinktur (aus der Apotheke) mit etwas Wasser verdünnt ein.

Tip

Bei Einschlafschwierigkeiten: Baumwollsocken in kaltes Wasser tauchen, auswringen und anziehen, darüber kommen zwei Paar trockene Wollsocken.

Schlaflosigkeit wirksam vorbeugen

- Sorgen Sie für das richtige Schlafzimmerklima: nicht zu warm und vor allem gut gelüftet und ausreichend befeuchtet.
- Vermeiden Sie vor dem Einschlafen größere körperliche und geistige Kraftakte: Abschalten ist die beste Gewähr für gesunden Schlaf.

Tip
Bevor man zu Medikamenten greift, sollte man versuchen, seinen Körper und seinen Geist auf die Nachtruhe einzustimmen. Vielleicht macht Sie ein kurzer Abendspaziergang müde, ein (nicht zu spannendes) Buch oder Meditationsmusik.

Zwiebeln in Milch
Auch 1 bis 2 Zwiebeln, in etwas Milch gekocht und kurz vor dem Schlafengehen gegessen, fördern einen tiefen und anhaltenden Schlaf.

Heilmittel zur äußerlichen Anwendung

Lindenblütenbad
2 Hand voll Lindenblüten in einen Seidenstrumpf füllen, zubinden und in die Badewanne legen. Wasser einlaufen lassen (38 bis 40 °C) und 20 Minuten darin baden. Nach dem Bad den Körper mit dem Strumpf abreiben und mit einem Handtuch sanft nachtrocknen.

Trockenbürsten
Durch seine den Körper durchblutende Wirkung sorgt auch das Trockenbürsten für Ruhe, Entspannung und damit für guten Schlaf. Beginnen Sie bei den Händen und Füßen, und massieren Sie in kleinen Kreisen zum Herzen hin (siehe Seite 63).

Schnupfen

In der Regel ist der Schnupfen eine unangenehme, aber harmlose Erkältung, bei der sich Krankheitserreger an der Nasenschleimhaut festsetzen und diese reizen. Er kann aber auch Vorbote für eine schwere Viruserkrankung sein, oder es handelt sich – bei hartnäckigen Beschwerden – um Heuschnupfen.

Heilmittel zur innerlichen Anwendung

Lindenblütentee
Er ist der Klassiker zum Schwitzen und Austreiben von Giftstoffen.
2 bis 3 Teelöffel Lindenblüten mit 1/4 Liter kochendem Wasser übergießen, 10 Minuten ziehen lassen, abseihen.

Symptome:
- Nasenjucken und -brennen
- Tropfende Nase, lang anhaltende Niesattacken
- Kopfschmerzen, allgemeines Krankheitsgefühl

Milch mit Ei
1 frisches Eigelb mit 2 Teelöffeln fein zerstoßenem Kandiszucker schaumig schlagen und unter ständigem Rühren 1 Tasse Milch dazu gießen.

Heilmittel zur äußerlichen Anwendung

Kamillendampfinhalation
1 Hand voll Kamillenblüten mit 1 Liter kochendem Wasser übergießen und etwas ziehen lassen. Die Inhalation wie beschrieben (siehe Seite 39) durchführen.

Salzfußbad
1 Hand voll Kochsalz in eine Schüssel mit heißem Wasser geben. Wenn das Wasser abgekühlt ist, heißes Wasser nachgießen, bis die Knöchel bedeckt sind. Nach 10 Minuten die Füße aus dem Wasser nehmen, leicht abtrocknen und mit 1 frischen halbierten Zwiebel die Fußsohlen kräftig abreiben.

Schnupfen wirksam vorbeugen

- Stärken Sie Ihr Immunsystem durch viel Sport an frischer Luft, Wechselduschen, Wassertreten und Saunagänge.

Zinnkrautspülung
1 Teelöffel getrocknetes Zinnkraut mit 1 Tasse kochendem Wasser übergießen, abkühlen lassen und damit mehrmals die Nase spülen (siehe Seite 60).

Eukalyptusöl
Das ätherische Öl des Eukalyptus erleichtert die Nasenatmung. Beträufeln Sie ein Taschentuch damit, und schnüffeln Sie mehrmals daran. Nachts neben das Kopfkissen gelegt, verhilft das Taschentuch zu ungestörtem Schlaf.

Sodbrennen

Symptome:
- Brennendes Gefühl hinter dem Brustbein, vor allem nach deftigen Speisen
- Bisweilen in Verbindung mit Völlegefühl und saurem Aufstoßen

Häufig wird Sodbrennen als unangenehme, aber nicht ernst zu nehmende Volkskrankheit abgetan. Dem ist aber nicht so, denn es zeigt sich daran deutlich, dass unser Körper mit der Verdauungsarbeit überlastet ist. Die sauren Magensäfte werden im Magen nicht neutralisiert und zur Weiterverdauung in den Darmtrakt, sondern wieder zurück in die Speiseröhre geschickt: Das verursacht dann das unangenehme Sodbrennen.

Heilmittel zur innerlichen Anwendung

Teemischung
Jeweils 1 Teelöffel Pfefferminzblätter, Kamillenblüten und Wermut mit 1 Tasse kochendem Wasser übergießen und mehrmals täglich 1 Tasse davon in kleinen Schlucken trinken.

Sodbrennen wirksam vorbeugen

- Verlangsamen Sie Ihr Esstempo, kauen Sie ausgiebig, und sprechen Sie wenig beim Essen.
- Meiden Sie Alkohol, Schokolade und Zigaretten.

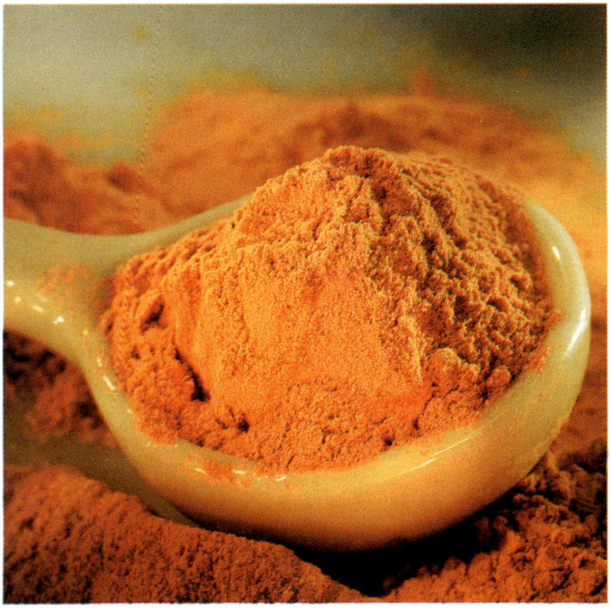

Heilerde ist ein äußerst vielseitig einsetzbares Arzneimittel. Allerdings müssen Sie die beiden Sorten für den innerlichen und den äußerlichen Gebrauch auseinanderhalten.

Heilerde
1 Esslöffel Heilerde für den innerlichen Gebrauch (aus der Apotheke) mit Wasser verdünnen und in kleinen Schlucken trinken.

Rohe Kartoffeln
1 rohe Kartoffel in Scheiben schneiden, langsam und gründlich zerkauen; auch der Saft aus den rohen Kartoffeln verspricht Linderung.

Verbrennungen

Heiße Gegenstände, zu langes Liegen in der Sonne, Verbrühungen durch heißes Kochwasser u. v. m. erzeugen Entzündungen auf unserer Haut. Dabei unterscheidet man verschiedene Ausprägungsgrade. Spätestens, wenn

Tip
Wenn Sie das Sodbrennen unterwegs ereilt, sammeln Sie etwas Speichel im Mund, und schlucken Sie ihn hinunter. So lange wiederholen, bis das Brennen verschwunden ist.

Verbrennungen wirksam vorbeugen

- Setzen Sie sich nicht zu lange der Sonne aus, und gewöhnen Sie Ihren Körper nach den Wintermonaten langsam an die warme Sommersonne.
- Arbeiten Sie umsichtig im Haushalt, und lassen Sie Kinder nie unbeaufsichtigt in der Nähe von Kochstellen, Bügeleisen, Kerzen oder heißem Essen.

Symptome:
- Grad 1: Die Haut ist rot und entzündet
- Grad 2: Brandblasen und starke Schmerzen
- Grad 3: Die Haut ist weißlich verkohlt und schmerzunempfindlich

es sich um eine sehr schmerzhafte Verbrennung mit Brandblasen handelt, die noch dazu mit einem Infektionsrisiko verbunden ist, sollten Sie umgehend einen Arzt aufsuchen.

Heilmittel zur äußerlichen Anwendung

Erste Hilfe – kaltes Wasser
Tauchen Sie den verbrannten Körperteil in kaltes Wasser – so lange, bis die Schmerzen nachgelassen haben.

Kalte Milch
Legen Sie ein in kalte Milch getauchtes Tuch wie eine Kompresse auf die verbrannte Hautstelle (nur bei Grad 1), und wechseln Sie dieses mehrmals.

Honig
Honig vermag nicht nur die Schmerzen zu lindern, vielmehr verhindert er die Blasenbildung und beschleunigt die Abheilung. Streichen Sie etwas Honig auf die verbrannte Stelle (nur bei Grad 1), und wiederholen Sie dies mehrmals hintereinander.

Frisches Sauerkraut
Bereits Pfarrer Kneipp riet bei Brandwunden zum Auflegen von frischem Sauerkraut.

Verstopfung

Zu wenig Bewegung, falsche Ernährungsgewohnheiten, starke psychische Belastung – das sind einige der Gründe, warum in unserem Darm nichts mehr vorwärts geht. Bevor Sie jedoch zu Abführmitteln greifen, die nur kurzzeitige Linderung versprechen, längerfristig aber den Darm schädigen, sollten Sie folgende Kniffe unserer Großmütter antesten.

Symptome:
- **Ständiges Völlegefühl im Bauch**
- **Der Stuhl ist hart und trocken**
- **Der Stuhl wird weniger als einmal in fünf Tagen entleert**

Heilmittel zur innerlichen Anwendung

Getrocknete Pflaumen oder Feigen
Einige getrocknete Feigen oder Pflaumen in kleine Stücke schneiden und über Nacht in 1 Glas kaltem Wasser einweichen. Die Früchte am Morgen auf leeren Magen essen und das Einweichwasser dazu trinken.

Teemischung bei hartem Stuhl
20 Gramm Faulbaumrinde, 10 Gramm zerdrückten Kümmel, 5 Gramm Tausendgüldenkraut und 10 Gramm Kamillenblüten mischen. 1 bis 2 Teelöffel davon mit 1/4 Liter kaltem Wasser übergießen, 12 Stunden ziehen lassen und dann abseihen. Leicht erwärmen und abends 1 Tasse davon lauwarm trinken.

Milchprodukte und Sauerkraut
Auch Sauermilcherzeugnisse wie Joghurt, Kefir und Buttermilch können – abends vor dem Schlafengehen

Verstopfung wirksam vorbeugen

- Essen Sie ballaststoffreiche Lebensmittel wie Vollkornbrote, Müsli und Gemüse.
- Trinken Sie mindestens zwei Liter Flüssigkeit pro Tag.

eingenommen – die Darmaktivität anregen. 2 Esslöffel Sauerkraut regelmäßig vor dem Mittagessen zeigen dieselbe Wirkung.

Warmes Wasser mit Zusätzen
Probieren Sie es morgens auf nüchternen Magen mit 1 Glas warmem Wasser, mit 1 Teelöffel Kochsalz versetzt. Wenn Sie es lieber süß mögen, nehmen Sie statt Salz 1 Teelöffel Bienenhonig.

Wunden

Ob Stich- oder Schürfwunden oder andere leichte Verletzungen – Großmutter fand in ihrem reichen Erfahrungsschatz stets das geeignete Mittel. Der Unterschied zwischen Schnitt- und Schürfwunden liegt darin, dass erstere mehr in die Gewebetiefe dringen. Dabei können auch größere Blutgefäße verletzt werden.

Symptome:
- Oberflächliche Hautabschürfungen
- Tiefer, klaffender Spalt in der Haut

Heilmittel zur äußerlichen Anwendung

Ringelblumen
Die Ringelblume zählt zu den Wundkräutern schlechthin. Am einfachsten ist es, die frischen Ringelblumen auf die Wunde aufzulegen. Zur Unterstützung empfehlen sich aber auch die Tinktur sowie ein Aufguss aus den frischen Ringelblumenblüten.
Die Ringelblumensalbe eignet sich besonders gut für offene und schlecht heilende Wunden. Streichen Sie die Salbe messerrückendick auf ein Leinentuch, und binden Sie dies auf die verletzte Stelle.

Huflattichblätter
Zerquetschen Sie die frischen Blätter, und legen Sie sie auf die Wunde auf. Sobald die Blätter ausgetrocknet sind, sollten sie ausgewechselt werden.

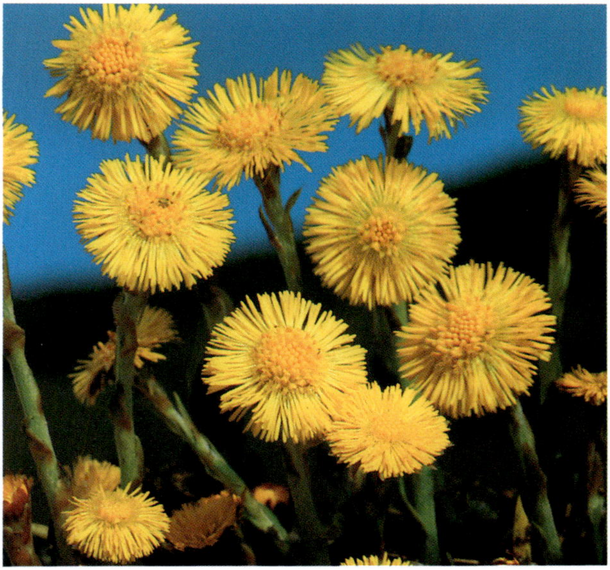

Arzneilich genutzt werden vor allem die hufeisenförmigen, schleimhaltigen Blätter des Huflattichs.

Schafgarbe

Die seit alters bekannte Schafgarbe fördert die Heilung und zeigt eine blutstillende Wirkung.
1 Teelöffel des Krauts mit heißem Wasser übergießen. Mit dem Absud die Wunde vorsichtig auswaschen, oder ein Tuch damit tränken und auf die Verletzung auflegen.

Salbei

Der Salbei wirkt besonders entzündungshemmend und darf hier nicht vergessen werden. Er wird genauso wie die Schafgarbe angewendet.

Arnikatinktur

2 bis 3 Teelöffel Arnikatinktur in 1/2 Liter warmes Wasser geben, damit ein sauberes Handtuch tränken und auf die verletzte Stelle legen.

Tip

Bei schlecht heilenden Wunden hilft eine Kartoffelauflage: zwei bis drei rohe Kartoffeln zu einem Brei zerdrücken und diesen auflegen. Mit etwas Milch vermengt soll er noch besser helfen.

Zahnschmerzen

Symptome:
- **Pochende, pulsierende oder ziehende Schmerzen**
- **Zahnfleischbluten, Mundgeruch**

Diese unangenehmen Schmerzen zeigen sich auf ganz unterschiedliche Weise. Sie sind keine Krankheit an sich, sondern weisen uns darauf hin, dass mit unserem Kauapparat etwas nicht in Ordnung ist. Nur ein Fachmann kann die genaue Ursache klären. Folgende Hausmittel können Ihnen aber die Zeit bis zum Zahnarzttermin wesentlich erträglicher machen.

Heilmittel zur äußerlichen Anwendung

Arnikatinktur
Einige Tropfen Arnikatinktur in 1 Glas warmes Wasser geben und damit den Mund wiederholt ausspülen.

Knoblauch
1 Knoblauchzehe schälen, zerquetschen, und mit dem Brei das Zahnfleisch rund um den schmerzenden Zahn gut einreiben.

Petersilie
Eine Auflage mit Petersilie wirkt schmerzstillend und krampflösend bei akuten Zahnschmerzen.
Einige frische Petersilienblätter zerquetschen, und an der Stelle, wo der schmerzende Zahn sitzt, außen auf die Haut auflegen.

Leinsamenumschlag
Ein kleines Leinensäckchen zur Hälfte mit Leinsamen füllen und 15 Minuten in kochendes Wasser legen. Den Sack dann gut abtrocknen, abkühlen lassen, auf die schmerzende Stelle legen und mit einem Handtuch zudecken. So kann die schmerzlindernde Wärme möglichst lange erhalten bleiben.

Über die Autorin

Birgit Frohn ist freie Journalistin mit den Schwerpunkten alternative Heilmethoden, Ethnomedizin und Naturheilkunde mit zahlreichen Publikationen in der Fach- wie in der Publikumspresse. Die Diplombiologin gilt dank ihrer guten Kontakte in der alternativen Medizinszene als Spezialistin auf diesen Gebieten.

Literatur

Cavelius, Andrea-Anna und Frohn, Birgit: Das große Buch der Volksheilkunde. Heilen mit den Kräften der Natur. Die besten Rezepte gegen alle Krankheiten. Ludwig Verlag. 2. Auflage, München 1997

Lüdicke, Constanze und Burkhardt, Dr. med Dietlinde: Natürlich behandeln mit Hausrezepten. Ludwig Verlag. München 1997

Pahlow, Manfried: Hausapotheke. Bewährte Hausmittel zur Behandlung von Alltagsbeschwerden. Gräfe und Unzer Verlag. 2. Auflage, München 1993

Siemers, Magret: Gesund mit natürlichen Hausmitteln. Deutscher Taschenbuch Verlag. München 1995

Zittlau, Dr. Jörg, Kriegisch, Dr. Norbert und Heinke, Dagmar P.: Hausmittel. Die bewährte Hausapotheke gegen alle Krankheiten. Südwest Verlag. 3. Auflage, München 1997

Hinweis

Das vorliegende Buch ist sorgfältig erarbeitet worden. Dennoch erfolgen alle Angaben ohne Gewähr. Weder Autorin noch Verlag können für eventuelle Nachteile oder Schäden, die aus den im Buch gemachten praktischen Hinweisen resultieren, eine Haftung übernehmen.

Bildnachweis

AKG, Berlin: 44, Bavaria, Gauting: 4 (FPG), 66 (TCL); IFA-Bilderteam, Taufkirchen: 26 (Digul), Laux Botanik-Bildarchiv, Biberach: 117, 123 Mauritius, Mittenwald: 1, 18 (Rosenfeld), 24 (Altmann), 97 (West Studios), 107 (Reinhard), Südwest Verlag, München: Titelbild (C. Rehm), 16 (BSB), 23, 91, 121 (K. Newedel), 32, 46, 113 (M. Nagy), 57 (H. Seidenabel), Transglobe Agency, Hamburg: 40 (TWFS), 100 (N. N.), Wildlife, Hamburg: 21 (Hartmann), 81 (Zoller)

Impressum

2. Auflage 1998

Redaktion:
Cornelia Zucker,
Sylvia Rein
Projektleitung:
Dr. Alex Klubertanz
Redaktionsleitung und medizinische Fachberatung:
Dr. med. Christiane Lentz
Bildredaktion:
Beate Wagner
Produktion:
Manfred Metzger
Umschlag:
Manuela Hutschenreiter, München
Layout:
Wolfgang Lehner
DTP:
Arthur Lenner

Printed in Italy
Gedruckt auf chlor- und säurearmem Papier

ISBN 3-517-08003-9